人生100年時代！
腸から始める
加齢の極意

定年後の幸せは、腸とこころがつくる

藤田紘一郎

ワニブックス
|PLUS|新書

はじめに

人口統計学者のウォルフガング・ルッツ（Wolfgang Lutz）は、「20世紀が人口増加の世紀（世界人口は16億から60億まで増加）だったとすれば、21世紀は世界人口の増加の終焉と人口高齢化の世紀となるだろう」と述べています。

日本は、世界でもいち早く高齢化社会に入った国です。先進諸国の高齢化率を比較すると、わが国は１９８０年代までは下位、90年代にはほぼ中位であったものが、２００５年には最も高い水準となり、今後も高水準を維持していくことが見込まれています。

私も既に78歳となり、後期高齢者と呼ばれる年齢になっています。医学に長く携わり、多くの症例研究をしてきた私でも、この歳になっていちばんの関心事は「この先も健康で元気に過ごせるか」ということです。

私は若い頃から体を動かすことが好きで、学生のときは柔道やマラソン、成人してからはテニスや登山などを楽しんだりと、体力には自信があったほうでした。しかし最近ではさすがに、膝や腰が痛くなったり、疲れやすくなったりして、体力の衰えを実感することが多くなってきました。このことは私だけでなく、多くの同年代の人が不安に感じていると思います。

内閣府は平成8年から毎年、「高齢社会白書」を公表しています。この資料からは、わが国の高齢社会についてのさまざまな現状が見えてきます。

平成27年に公表されている「一人暮らし高齢者に関する意識」のなかに、一人暮らしの65歳以上の男女を対象とした「日常生活の不安」についての調査があります。その結果は、健康や病気のこと（58・9％）とする人が最も多く、次いで、寝たきりや身体が不自由になり介護が必要な状態になること（42・6％）、自然災害（29・1％）、生活のための収入のこと（18・2％）、頼れる人がいなくなること（13・6％）などでした。

多くの一人暮らしの高齢者たちは、この先の健康状態が大きな不安であり、日常

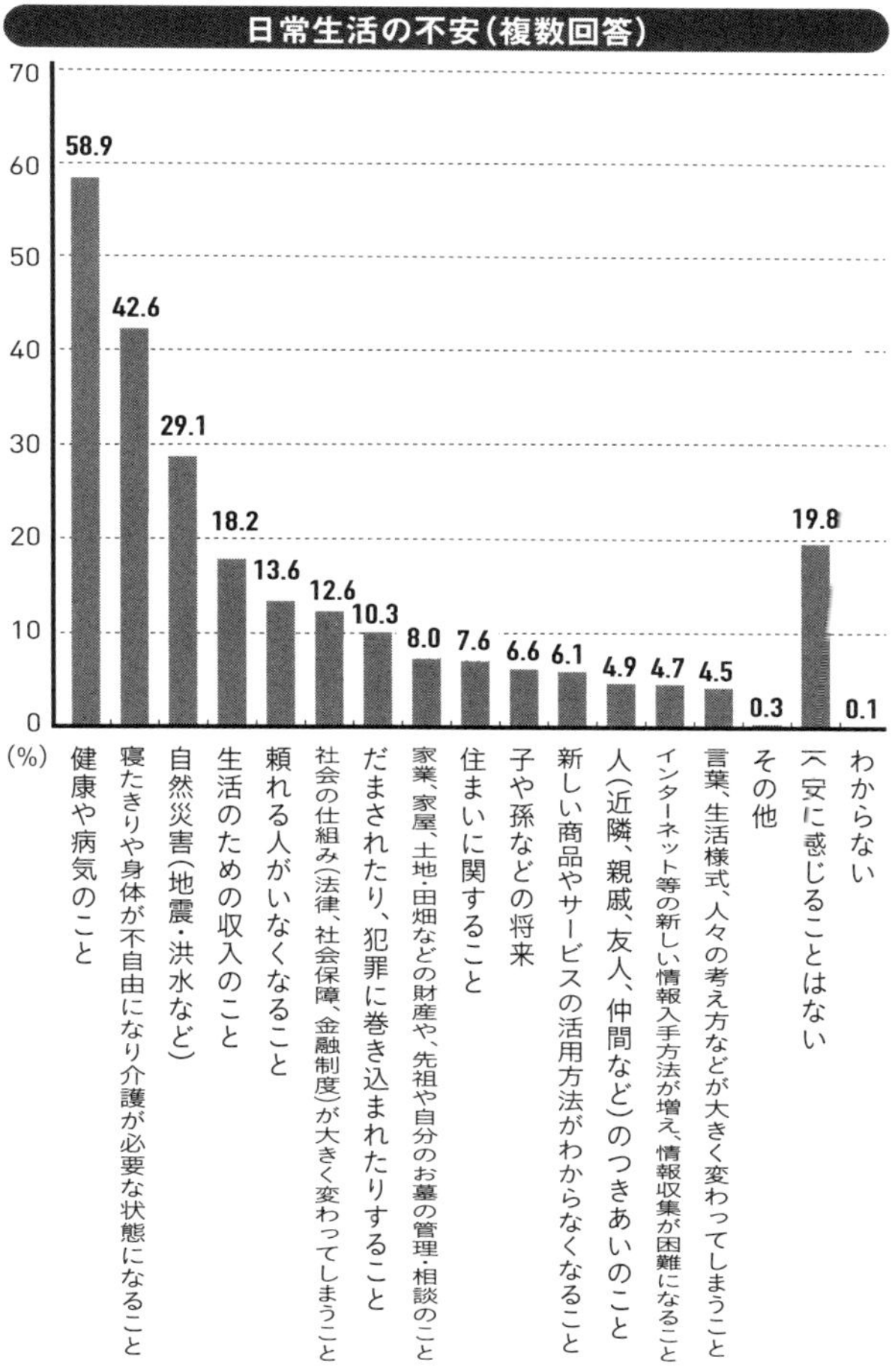

出典：内閣府「平成27年版高齢社会白書」

生活のなかで病気や介護が必要な状態になること、自然災害の被害にあうことなどに不安を感じていることが浮き彫りになっています。

老後の不安といえば「お金」だと思う人も多いかと思いますが、内閣府が行った同年の調査では、４人に３人は経済的な暮らし向きに心配を感じていない、という結果も出ています。

本書のなかで詳しく述べていきますが、日本人の平均寿命の延びは著しく、多くの人が１００歳まで生きると予測されています。定年を迎えたのちの長い期間、健康や孤独などの不安を常に抱えながら生きなければならないと思うと、「長生きするなんて、まっぴらだ」と、老後に絶望してしまうかもしれません。

私は免疫学を長く研究してきましたが、人の健康は免疫力に左右されるといっても過言ではありません。免疫力は腸で70％、残りの30％はこころでつくられます。両者をバランス良く保ち、養い、鍛えることにより、健康で幸福な加齢を実現できると思っています。

そこで、現在の百寿者から学ぶべきことを受け取り、私たちが健康で幸せに歳を重ねるにはどうすればよいか、いま私たちにできることは何か、腸とこころの健康を中心としながら、100年人生がスタンダードとなる将来に向けた「役に立つこと」を集めました。

健康で幸せな未来が多くの方に実現するよう、本書の内容が少しでもお役に立てれば嬉しく思います。

第二章　おひとりさまの悩み

第三章　老化をいかに遅らせるか

第四章　慢性炎症は「腸もれ」が原因

第五章　健やかに老いる極意

第一章　定年がもたらすもの

センテナリアンが増えてきた

私は現在、ある医療サービス企業の社外取締役として産業医をしています。この会社は、日本の優秀な医師たちをネットワークで結び、症状や病状に合わせた医師を紹介したり、メンタルカウンセリングやセカンドオピニオンの橋渡しなど、健康に関するさまざまなサポートを行っています。

長い間、この会社における医師団のトップは、聖路加国際病院の名誉理事長を務めていた故日野原重明先生でした。日野原先生は105歳になっても現役の医師として働き、私たちのモチベーションを常に高めてくれる存在でした。日野原先生のように元気な100歳以上の方にお目にかかることは、私が幼い頃はほとんどなかったと思います。

100歳といえば、過去に多く話題になった「きんさん、ぎんさん」姉妹がいらっしゃいます。残念ながら既に他界されていますが、きんさんは107歳、ぎんさんは１０８歳まで元気な姿を見せてくれました。双子のご長寿としてテレビにもよく登場し、「きんは１００シャアー、ぎんも１００シャアー」の掛け声で、国民的な人気者になったのを覚えている方も多いのではないでしょうか。このように、昔は１００歳を超えるといえば珍しくて大変おめでたいことでしたが、最近では結構身近にも見られるようになってきました。

１００歳以上になった人のことを「百寿者」、または１００周年記念という意味のセンテナリー（centenary）に、人を表す接尾語 -an がついて「センテナリアン（centenarian）」とも呼んでいます。センテナリアンの人は現在、既に日本では６万７８２４人（平成29年９月15日付、厚生労働省プレスリリースより）にまで達しています。これが今後、ますます増加する傾向にあります。国連の推計によれば、２０５０年までに日本のセンテナリアンの数は１００万人を突破すると言われているのです。

なぜ、日本で１００歳以上の人がこんなに急速に増えたのでしょうか。

それは、日本人の平均寿命が世界でトップに居続けていることと、その寿命が急激な勢いで伸びている現実があるからです。

センテナリアンが生きづらい日本の現状

では、100歳以上の人が急速に増える日本で生活している私たち日本人は、この先どうすればいいのでしょうか。

今、私たちの生活は確かに豊かになってきています。命を落とす危険やリスクが減り、寿命が延びて幸せなはずなのに、個人が抱える不安や不満は逆に増加している傾向にあります。日々医学は進歩し、多くの病気への対処法が確立しているにもかかわらず、昔よりも病気になる人の数も、かかる病気の種類も増えてきているのです。

しかも、日本では元気な高齢者が増え、定年を迎えてもまだまだ働きたいと思っている人も多いのに、働く場所がないのです。やがて人生の終末期を過ごす場所さえも、望み通り選べない状況にあります。その一方で、若者の社会貢献意識は高いのに、日本の社会では十分活躍できていない現実もあるのです。

センテナリアンが増加して多くの人が長生きする時代になったにもかかわらず、日本においては60代半ばで社会とのつながりが急激に切られるシステムなのです。そんな暮らしを多くの人は望んでいないと思います。

そのような現状のなかで、定年後はどのように生活すればよいか、より良い生き方とはどんなものか、本書では幸せな加齢のための極意を探っていきたいと思います。

誰もが「健康」に興味を持っている

私は医学系大学院の教授職を定年後、それまで自分が研究してきた成果や考えを伝えるために、さまざまな場所で講演するようになりました。

幼稚園からは「子どもを元気に育てるには」「アレルギーにならないためには」

などのテーマで話をしてほしいと頼まれることが多くあります。また地方の医師会や歯科医師会、市民講座、銀行や証券会社でも「免疫を高める生活習慣」「キレイ社会の落とし穴」など、主に健康増進関連のテーマで講師を頼まれます。つまり、日本人は老若男女問わず「健康」にとても興味を持っているということです。

先日も、高齢者が集うある会で「125歳まで元気に生きる健康法」というテーマで講演をしました。話は「人は誰もが寿命の回数券」を持っているということから始めました。

私たちの細胞には「寿命の回数券」があります。「定期券」ではなくて「回数券」です。人生の長さは定められたものではなく、自分が「寿命の回数券」をどのように使うか、その使い方次第で長さは決まってくるようにできています。

この寿命の回数券とは、細胞の核内にある「テロメア」と呼ばれる構造体を指しています。私たちの体は、37兆個もの細胞から成り立っています。それぞれの細胞は核を持ち、核の中には46本の染色体が入っています。この染色体は、遺伝情報を含むＤＮＡによって構成されています。

ＤＮＡは二重らせん構造をなす長い物質ですが、特定のたんぱく質に巻き付いて、最終的にアルファベットのＸ形に似た生体物質になります。これが染色体と呼ばれるものです。

染色体の末端にはテロメアが鞘《さや》のように被っています。この構造により、染色体がほどけて不安定化しないように守られています。このテロメアこそが人間の寿命を決定づけている物質だと言われているのです。

「125歳まで生きる」を人は本当に望んでいるか？

ヒトのテロメアは、誕生時には1万塩基対《えんきつい》ありますが、病気をせずに元気で生活しているとすれば、だいたい毎年平均で50塩基対ずつ短くなっていくと言われています。これが約５０００塩基対まで短くなったとき、細胞は分裂をやめて完全に死滅します。細胞分裂の寿命が尽きれば、もちろん人の寿命も終わります。

1万塩基対のテロメアが5000塩基対になるまで、年間で50塩基ずつ減ると計算すると100年かかります。つまり人間は誰もが100歳の寿命回数券を持って生まれていることになります。

テロメアは病気にならずに元気に生活していれば、毎年平均で50塩基対ずつ短くなると先に述べましたが、これを毎年40塩基対ずつ減るように改めれば、125歳まで生きられるということになります。

テロメアを減少させる要因のいちばんは、やはり病気です。病気にかからないようにするためには、何よりも免疫力を高めることが必要になります。つまり、食事の内容に気をつけ、運動を欠かさず、活性酸素を発生させないように免疫力を強化する努力をしていれば、理論上では125歳まで元気に生きられるということなのです。このように寿命は延ばせるという話をすれば、多くの方、特に高齢者の方には喜んでもらうことができました。

しかし今、社会の第一線で活躍している世代の人たちにこのような話をすると、

「私は125歳まで生きるのは嫌だ」「ほとんど自分では何もできないのに、そんなに長生きしてもしょうがない」という声も少なからず聞こえてくるようになりました。なかには、「125歳まで生きてしまったら、社会の迷惑になるんじゃないか」という意見も出てきたのです。

私たちは、嫌でも「107歳」まで生きなくてはならない

2016年に、WHO（世界保健機関）が発表した日本人の男女での平均寿命は83・7歳で、過去20年間、世界でもダントツの1位を維持し続けています。一般的なサラリーマンの定年は60歳ですから、仕事をリタイアしたあとで約20年間も生活をしなければならないのです。

そこでよく問題になるのが「老後の生活資金」です。ファイナンシャルプランナーが手がける試算にも幅がいろいろありますが、3000万〜9000万円は必要と言われることが多いようです。たしかに、夫婦二人が90歳まで生きると仮定して、

生活費が月々25万円だとすれば、定年後に９０００万円が用意されていなければなりません。

しかし、みんながこんなに大きな金額を準備できるとは考えられません。それどころか、この試算さえ当てにならないかもしれないのです。

なぜなら、私たち日本人は将来、約半数の人が「１０７歳」まで生きる時代を迎えると考えられているからです。

米国カリフォルニア大学とドイツのマックス・プランク研究所の人口学者たちが、「２００７年生まれの寿命」を国別に比較した表があります。

それによると、２００７年にアメリカやカナダ、イタリアやフランスで生まれた子どもの50％は、少なくとも１０４歳まで生きる見通しだといいます。世界でダントツの平均寿命の延びを誇る日本に至っては、１０７歳まで生きる人が50％に達するだろうと言われているのです。

このような現実を考慮すると、ファイナンシャルプランナーによる老後の生活資金の試算を改めて考え直さなくてはいけなくなります。９０００万円でさえ頭が痛いのに、さらにお金が必要だとされる私たちは、いったいどうすればいいのでしょうか。

今までの私たちの人生は「教育期」「勤労期」「引退期」と、３つのステージに分けることが常識でした。しかし、ここまで述べたとおり、寿命が急速に延びているにもかかわらず、引退年齢が今までと同様であれば、引退後の期間が長くなり、その生活を送るための資金が十分に確保できなくなってしまいます。

この問題を解決するには、働く期間を長くするか、少ない老後資金で生活をまわすかのどちらかしかないのです。１００歳まで生きると仮定して、勤労時代に毎年所得の約10％を貯蓄し、引退後に最終所得の50％相当の資金で毎年暮らしたいと考えた場合、私たちは80歳まで働かなければならないことになります。

私の妻は「二人で90歳まで生きるなんて、そんな生活資金はうちにはない。どちらかが早く死んでもらわないと困る」などと、真顔で語っています。私くらいの年齢の夫婦は、口に出さなくとも同じように思っている人が多いのではないでしょうか。

100年人生で新しいステージが始まる

日本で長寿の人たちが急速に増え続けている現実とは別に、私たちは人口動態上の試練にも直面しています。それは、出生率が急速に低下しているからです。

つまり、日本は長寿の国であるだけでなく、著しく出生率の低い国でもあるのです。この二つの要因により、高齢者人口が増える一方で、総人口が減りつつあるのが現状です。

日本の人口は、一時は約1億3000万人に達していたものが、国連の予測では2060年には約8700万人にまで落ち込み、65歳以上の人口が全人口の40％にまで達すると言われています。

日本は昔ながらの標準的な生き方がよしとされ、伝統を大切にしている国であることが世界中に知れ渡っています。仕事も終身雇用が当たり前、国民皆保険制度が当たり前とされてきました。しかし、このように日本人が伝統的に持ってきた考え方は、出生率が低く超高齢化社会となったわが国では、継続不可能になってきているのです。

長寿化に関連して問題になるのは、病気や衰弱、認知症などの個人の健康状態と、医療費の増大や社会保障制度の危機といった社会的問題です。これらの問題を放置したままの状態が続くと、日本は確実に崩壊すると思います。

これらの問題を解決する方法について、日本の政府はもちろん、企業や個人においてもいまだ見出せない状態にあります。誰もが１００年近く生きる時代、つまり１００年ライフに対するロールモデルが存在しない、漠然とした状態にあるのです。

「ネオテニー」は、１００年人生の適応化現象か

これらの問題に対処するためにまず必要なことは、過去の生き方などのロールモデルでは役に立たないということに早く気づくことかもしれません。私たちの親の

世代に有効だったキャリアの道筋や人生の選択が、自分にも有効であるとは限らなくなったのです。

長寿化と人口減少が、日本の社会に一大革命をもたらすことは間違いありません。人々の働き方や教育のあり方も変化し、結婚の時期や相手、結婚観も大きく変わっていくに違いありません。社会における女性の地位や役割も変わってきますし、余暇の過ごし方も当然変化してきます。

人生が短かった頃、余暇はもっぱらリラックスの時間に費やされてきました。しかし人生が長くなれば、消費を抑えて長く働けるよう、自分を変える時間に割り当てなくてはならないのです。

私はかつて、生物学者や人類学者たちと一緒に「人類の家畜化現象」について研究会を持ったことがあります。そのとき話題になったのが「ネオテニー（幼形成熟）」でした。これは動物界でよく見られる現象で、動物が幼体の性質を残したまま成体になることです。

ヒトはチンパンジーのネオテニーだという学説があります。チンパンジーもヒトも、生まれたときは体毛が少なく顔も扁平で、とても似通った外見をしています。しかし、数年で成熟するチンパンジーに比べて、ヒトが生殖年齢に達するまでは十数年がかかります。ヒトとチンパンジーの遺伝子はほぼ似通っているのに両者の知能が大きく違うのは、ネオテニーが関連している可能性があるのです。

「人類の家畜化現象」研究会で多くの人類学者が指摘したのは、現在の文明社会に浸っている現代人において、この「ネオテニー現象」がさらに強く現れ始めているのではないか、ということでした。つまり現代人になればなるほど、若いときの性質を持つ期間が長くなってきていると考えたのです。

若い期間が延びるということは、恐怖心や警戒心は薄くなり、逆に好奇心は強く探索行動を進んでするということです。それに伴って行動範囲が広くなり、手先を使って試行錯誤しながら自らの力を向上させる期間が長くなります。そして社会的成熟も時間をかけて行うため、仲間に対する攻撃性も低くなり、コミュニケーション重視の平和的解決方法を学んでいけるようになるのです。

これらのことは、これから始まる100年人生に対して、人類が上手に適応し始めているからではないか、と私は感じています。大人になっても思春期に見られるような柔軟性と適応力が、これから先に始まる100年人生に最も必要となってくるからです。社会の変化に備える力は、既に私たちの進化に組み込まれている可能性があるのです。

平均寿命と健康寿命

米国カリフォルニア大学やドイツのマックス・プランク研究所の人口学者たちが将来の先進国の人口を予測したところ、2017年生まれの人は100歳以上まで生きることが先進国では当たり前になるだろうということを前に述べました。

しかし約100年前には、生まれた人が100歳まで生きている確率は、わずか1%に過ぎませんでした。先進国の平均寿命はここ100年足らずで、右肩上がりに急激に延びたのです。これはなぜなのでしょうか。

この平均寿命の急速な延びは、感染症を媒介する生物の駆除や、致命的な病気に有効な医薬品の発明や供給、予防接種の普及など、いろいろな要因によることが考えられます。人口学者のサミュエル・プレストンの研究によれば、所得の上昇と栄養状態の改善が平均寿命上昇の要因の約25％を占めているということです。

それでは、これからも所得が上昇し、栄養状態がもっと改善されると寿命がさらに延び、１５０歳や２００歳まで達するのでしょうか。

さすがにそれはあり得ないでしょう。栄養状態の改善や乳児死亡率の改善は、これ以上大きな前進が見込めないと思うからです。むしろ、交通手段の発達や栄養状態が改善しすぎて、歩かなくて済むライフスタイルや肥満といった現代病によって、平均寿命の延びはこれ以上続かないと思います。

私はこれまで平均寿命のことばかり述べてきましたが、本当に問題となるのは日常生活が一人でできなくなる「不健康な期間」なのです。日常生活が問題なく行える期間を「健康寿命」といいますが、この期間がこれからの先進国、とりわけ日本において重要な意味を持ってくるのです。

健康寿命について平成13年と平成22年を比べると、男性は69・40歳から70・42歳で1・02年、女性は72・65歳から73・62歳と0・97年増えています。

一方、平均寿命は同期間で男性は78・09歳から79・55歳で1・46年、女性は84・93歳から86・30歳と1・37年増えています。

このように、健康寿命の延びが平均寿命の延びに比べて低く、少しずつ「不健康な期間」が増えていることが大きな問題なのです。

つまり日本は世界一の長寿国ではありますが、実は要介護期間や入院期間が長く、薬の消費量も非常に多い国なのです。このことは、QOL（クオリティ・オブ・ライフ＝生活の質）が脅かされる期間が徐々に増えていくことを意味しています。

健康診断をどう考えるか

「ピンピンコロリ」に憧れる人は多いと思いますが、どうすればそれを実現できるでしょうか。

最も大切なことは、「自分の健康は自分でつくる」という気持ちを常に持つことです。自分の健康を医療に頼りきってしまうことで、逆に不健康になることも多いからです。

たとえば、健康診断についてです。「健康を維持するため、毎年決まった時期に健康診断を受け、病気の早期発見に努めています」という人も多いと思います。国も健康長寿を達成する方策として、病気の早期発見や早期治療を重視して、健康診断の受診を奨励してきました。

しかし実は、それが必ずしも健康長寿につながるとは限らないのです。ときには逆効果であることも、最近の調査や研究からも明らかになってきています。

私も以前、大学に勤めていたときは、毎年健康診断を受けることが義務化されていました。

あるとき、私が受けた胸部X線検査で肺に影があると指摘を受けました。検査の少し前に風邪をこじらせたことがあったので、そのためだろうと私は思っていました。しかし問診をした検査機関の医師は、「念のためにCT検査を受けてください」と言います。職場の健診ですから嫌々ながら再検査を受けると、やはり異常と思われる所見があるとの結果が出ました。さらに、血液検査でコレステロールと中性脂肪の値が少し高めの結果もあったので、値を下げる薬を飲んでくださいと指導を受けました。

検査機関からは重ねてエコー検査を受けるように言われたので、さすがの私も不安になり、母校の大学病院を受診して教授に診察してもらいました。もし大きな病気だったら……と不安と焦りで頭がいっぱいになりながら受診しました。不安を抱えたまま1週間が経ち、恐る恐る結果を聞きに行くと、まったく異常なしだと言われたのです。

実際、世界中の医療界で、私が受けたような過剰な検査や治療がたくさん行われていて、それらが必ずしも患者の幸せにつながっていないという研究報告が出てきました。

健診に頼りすぎるなかれ

米国総合内科学会は、血液検査や尿検査、心電図などは健康な人は毎年受診する必要はないと発表しています。これは検査を減らしても、人の健康や安全に影響を与えないという米国病院医療学会の報告があるからです。

日本では、前立腺がんの腫瘍マーカーとしてＰＳＡ検査がよく行われています。私も健康診断のときに測定されていましたが、正常だったので安心していた記憶があります。

ところが米国家庭医学会では、75歳以上の男性ならＰＳＡ検査の必要はないと報告されているのです。それは、75歳くらいになるともし前立腺がんになったとしても、進行はとてもゆっくりであるため、今すぐ生命の危機ということにはならないからです。

日本ではがんに罹患する人が2人に1人、がんで死亡する人は3人に1人となっています。ですから日本人はみな、がんを発見することに一生懸命です。

そのような状況のなか、地域医療機能推進機構（JCHO）の徳田安春医師らは、推奨しない検査について次の5つのリストを作成しています。

1. 症状のない成人に対するPET－CTを使ったがん検診
2. 症状のない成人に対する腫瘍マーカーを使ったがん検診
3. 症状のない成人に対するMRIを使った脳検診
4. 特に異常のない腹痛に対する習慣的な腹部CT
5. 医療提供者の利便性のために尿道カテーテルを留置すること

米国では、医療費の3分の1が無駄な検査や治療に使われているとも言われています。同様に日本でも、前記の5つに限らず、無駄な検査や治療がたくさん行われていると思われます。このままでは日本の保険財政が破たんしてしまうのは目に見えています。

また、健康診断で判明したリスクを軽減するために生活習慣を改善しても死亡率は低下しなかった、もしくは生活習慣を変えたことにより、かえって命を縮めた例もあるといいます。ピンピン生きて、コロリと死ねる……つまり、私たちが憧れるこの状態は、医療に頼りっぱなしでは実現できないということです。

1965年以降、30年間の各都道府県の平均寿命の延びを調べてみると、医療機関が多い都市部よりも、医師や施設が不足しているはずの地方の地域のほうが寿命は延びています。

介護についても同様です。一般に、財政が乏しく、人口当たりの病院や特別養護老人ホームの病床数が少ない自治体ほど、要介護割合が低く、結果的に健康寿命が長くなるという報告もあります。

つまり、安易に医師や施設に頼ろうとせず、自立して健康を維持することが大事なのです。「自分の健康は自分でつくる」という気持ちを持って、医療機関まかせにしない健康づくりが必要なのです。

リタイア後の健康免疫学

それでは、健康長寿を実現するために、具体的にはどのようなことをしていけばいいのでしょうか。

第一に、免疫力を高めることです。

私たち人類を含めた生物は、地球という自然環境のもとで、何十万年も生き延びてきました。私たちの周りには、たくさんの恐ろしい病原体が存在しています。人間の体は常に、それらの脅威にさらされ続けているのです。目に見えない病原体ばかりではありません。体内の細胞が突然変異して発生する「がん」なども、私たちを攻撃します。

ところが私たちには、これらの外敵から体を守り、病気になるのを防いだり、かかった病気を治そうとする力が備わっています。これが免疫力です。

免疫のはたらきとしては、まず「感染防御」があり、そして「健康の維持」や「老化・病気の予防」があります。「がん」にならないように、また、「うつ」などの「こころの病気」にもならないようになど、免疫は「生きる力」に関係しているのです。

免疫力にはいろいろな種類があり、ひとことでは説明することができませんが、免疫力の約70％が腸でつくられ、残りの30％はこころ、特に自律神経が関与しています。

腸には免疫細胞の約7割が集まっています。この免疫細胞を活性化できるのは、腸内細菌です。つまり、免疫力を高めるには、腸内細菌の種類と数を増やせばいいのです。そのためには、腸内細菌のエサである食物繊維の豊富な穀類、野菜類、豆類、果物類などの植物性食品を摂取することです。

食品中の防腐剤などの添加物は、腸内細菌を弱らせてしまいます。そのような物質が大量に含まれている出来合いの食品を避け、できるだけ手づくりの食事を摂るのがいいでしょう。

さらに腸内細菌を増やすには、発酵食品を摂ることです。納豆やキムチ、ヨーグルトなどに含まれる細菌は、乳酸菌やビフィズス菌などの善玉菌のほか、免疫力の重要な担い手となる日和見菌も多く含まれているからです。

そして、免疫力の残りの30％はこころが決めています。笑って楽しく生活したり、自然と親しんだり、適度な運動をすることでもこころが癒され、免疫力は上がります。前向きな思考をしたり、規則正しい生活をすることも同様です。

これから先、多くの人が１００年人生を迎える時代になります。できるだけ病気を防ぎながら元気で生きるためには、これらのことで養われる免疫力が要《かなめ》となります。

脳や心臓などの臓器、または血液検査の値のように、体の一部や数値の結果ばかりを改善するのではなく、心身の両面から、長い人生全体を鑑みて総合的に改善することが必要なのです。

定年後、夫と妻の溝は縮まるか、深まるか

私たちの大半は100歳以上の寿命を得て、しかも不健康な状態で生きざるを得ないという現状をこれまで述べてきました。

ここに、さらなる問題点が出てきます。定年を迎えることで、それまでとは生活環境が大きく変化するからです。

まず、自由に使える時間や家族と接する時間は増えますが、収入は減ります。このことでストレスを抱えてしまい、不安になる人が多いのです。ストレスと不安は免疫力を大きく低下させてしまいます。

定年退職後の日本人のイメージがどのように変化するかについて、野村不動産グ

ループが行った以下の調査は、夫と妻、双方の意見でのトップ5を挙げています。

1. 夫婦で一緒に過ごす時間が増えそう
2. 病気や体力の衰えなど、健康面での不安が増えそう
3. 年金の支給額への不安がありそう
4. 生活リズムが変化しそう
5. 生活費や医療費など、経済面での負担が増えそう

また、定年退職後の生活イメージを男女別に30項目より選択してもらった結果、14項目のポジティブな項目中13項目で、夫の回答が妻よりも多い結果となりました。特に大きな差が見られたのが、「自分」に関する項目で、定年後「自分の趣味や楽しみを第一に生活を送れそう」は、夫の48・5％が前向きなイメージを持っているのに対し、妻は27・7％となっています。また「自分の夢や目標と思うことに存分

にチャレンジできそう」とイメージする項目では、夫が37％に対し、妻は18・6％となっていて、双方ともに考え方の違いがあることが現れています。

一方、夫より妻のほうが多かったのがネガティブなイメージで、「親の介護などの時間が増える」や、「病気や体力の衰えの不安がある」などの項目で、妻は夫よりこれらのことを心配していることが浮き彫りになりました。

つまり男性は、長い間働き続けてきた生活から一転し、新たな生活への期待を感じている人が多いのに対し、女性はより現実的に、心配事としてイメージしているということです。さらに女性では、「生活リズムが変化しそう」や「漠然とした不安がある」がともに6割を超える回答があり、これまでの生活に「夫」が加わることに戸惑っていることが窺われます。

働きたくても、働く場所がない

日本は世界一の長寿国です。ＷＨＯの平均寿命統計（２０１６年）では、日本は

83・7歳、アメリカは79・3歳、イギリスは81・2歳、ドイツは81・0歳でした。

健康寿命も日本は74・9歳、アメリカは69・1歳、イギリスは71・4歳、ドイツは71・3歳となっていて、やはり日本の寿命は世界一だということがわかります。これからもさらに寿命が延びる可能性もあります。

そして現実に、2025年には団塊の世代の大半が75歳を超えることになります。高齢化と少子化が急激に進む日本では、働き手の減少が大きな問題となることが確実です。よって、これからの日本の高齢者は、健康を維持しながら仕事も継続していくことが必要になります。実際、60歳以上の人に何歳くらいまで働きたいかというアンケートをとったところ、6割以上の人が、働けるまでいつまでも働きたいと答えています（内閣府「平成25年度　高齢者の地域社会への参加に関する意識調査」の結果より）。

しかし現状は、60歳以上の人が就業を希望しても、1割程度しか常勤の職についていません。つまり日本では、本人が希望しても高齢者には働く場所がなく、社会的な活動もしていない人が多数いるということです。

定年後の居場所はどこにあるか

それでは、日本の高齢者はいったい何をして一日を過ごしているのでしょうか。

２０１１年に総務省が調査した「社会生活基本調査」によると、60代前半の男性無業者の場合、テレビを見ている人が最も多く、趣味や自己啓発、学習などに使う時間がほとんどないことがわかりました。つまり、定年退職を境に、ほとんどの人が日がなテレビを見て過ごしているということなのです。

これまで述べてきたように、日本人の寿命は世界でもトップレベルで延び、高齢化もともに急速に進んでいます。一方、少子化の傾向も加速しています。

日本は人類がこれまで経験したことのないような変化に直面し、個人の生き方や価値観も急速に変化しつつあります。しかしながら現状の日本の社会システムは、高度経済成長の真っただ中の１９６０年代の社会背景を前提につくられたものです。

そして今、日本の社会システムは個人の生き方や価値観の変化を無視して、依然として古いままのシステムで進もうとしているのです。

定年後、働きたいのに働く場所がない一方、若者の社会貢献意識が高いのに、活動はできていないという現状。このような状況を放置して、いくら高齢者が健康を維持できたとしても、社会の豊かさにはなかなかつながらないと思うのです。

その証拠に、日本では過去30年間で、一人当たりのＧＤＰは2倍近くに伸びたのにもかかわらず、生活の満足度は上がっていないことが挙げられています。

健康長寿を実現しているのはどんな人か

「健康で長生きするためには、生きがいが必要だ」とよく言われますが、実際に生きがいがあると感じている人の健康寿命が延びて生存率が高くなる、という研究報告がいくつかなされています。

宮城県大崎保健所管内の40歳から79歳までの成人男女、５万４９９６人を対象にした調査では、「生きがい」や「張り」を持って生活しているかどうかや、健康状態や生活習慣などのアンケートを実施しました。

その結果、「生きがいや張りがある」と答えた人は59・0％、「どちらともいえない」は36・4％、「ない」と答えた人は4・6％でした。

さらに、これらの回答をした人たちを追跡調査し、死亡、生存、そして死亡年月と死亡の原因などを9年間に渡って記録しました。

その結果、生きがいがあると答えた人の生存率は、そうでない人に比べて格段に高くなっていることがわかりました。

そのほか、スポーツ、趣味、娯楽活動に参加する率が高い人、ボランティアや市民活動に参加率の高い人たちは、その後、介護を受ける確率が低かったとの結果も得られています。

つまり、100年人生のなかで生涯現役を実現するには、生きがいを感じながら、スポーツや娯楽活動、ボランティア活動などに参加することも大事なのです。

また、部屋を暖かくして運動して体温を上げたり、自分に合ったストレス解消法を見つけたり、体が元気になるような食事の習慣をつけたりなど、普段の生活習慣が健康維持にはいちばん大事だということがわかります。

健康長寿を達成している百寿者の生活習慣をいくつか挙げてみましょう。

1. 体を適度に動かし、筋肉を使って体温を高めに保っている
2. トイレや脱衣所を暖かくして、室内の温度変化を少なくしている
3. 野菜類、精製していない穀類、豆類などを使った手づくりの食品を毎日摂っている
4. 納豆、味噌、ヨーグルトなどの発酵食品を毎日摂っている
5. 添加物や保存料などが入っている食品を避けている
6. 良質のたんぱく質（肉・魚・卵、豆類）を毎日適量摂っている
7. 少々小太り体形で、血中コレステロールも少し高めである

8. 前向きな気持ちで楽しく過ごしている
9. おしゃれをしたり、人と話をしたりなど、社交的、外交的な生活をしている
10. ボランティア活動や仕事をして、社会とのつながりを持っている

これらのことを見てみると、どれも理想的に思えますが、自分が楽しくて気分がいいと思える趣味活動や生活習慣は人それぞれ違うのですから、自分らしく元気に過ごす方法を試行錯誤しながら工夫していくことが大切でしょう。

第二章　おひとりさまの悩み

増える単身世帯と未婚者

日本人の寿命が延びる一方で、出生率は低い状況が続いていることは第一章で述べました。日本人の人口が急速に減少していき、２０４８年には１億人を割り込み、２０６０年には８７００万人になり、65歳以上の人口が全人口の40％にも達するという見込みです。

その一方で注目されているのが、単身世帯数の増加です。全世帯に占める単身世帯率は、２０１０年で32・４％となっており、２０３５年には37・２％にまで拡大すると予測されています。

日本では戦後から２０００年頃まで、「夫婦と子」からなる世帯が標準と言われ、常に３〜４割を占めていました。しかし現在は既に単身世帯のほうが多くなってきています。

なぜ単身世帯がこんなに増えてきたのでしょうか。

第一には、寿命の延びにつれて、配偶者との死別に伴う高齢単身世帯の増加が考えられます。

次に考えられるのは、日本の若者がなかなか結婚せず、結婚したとしても歳をとってからという「未婚化・晩婚化」が要因とされています。

国立社会保障・人口問題研究所が発表している日本の生涯未婚率によれば、男性の生涯未婚率は１９９０年の５・６％から、２０１０年には20・１％にまで急増しています。５人に１人の男性が、生涯未婚のままということになるのです。

男性の生涯未婚率が急増したのは１９９０年頃からでした。90年に５・６％だった男性の生涯未婚率が、95年には１・６倍の９・０％に急上昇しています。この頃、日本はちょうどバブル経済崩壊の時期にありました。

バブルの崩壊とともに見直しが図られたのは、日本企業特有の年功序列主義制度から、成果主義への転換でした。成果主義による報酬は業績を上げられた人と上げられなかった人との間に大きな格差を生みました。業績を上げられなかった人はいつまで経っても給料が上がらないため、将来の見通しがつかずに、結婚できるかどうかの不安が募ったかもしれません。

先行きの不透明な状態は、明るい未来予想図が描けない不安をどんどん膨らませてしまったのです。

「不寛容」の時代と、「ソロ男」の増加

しかしなぜ、先行き不透明な状態であると結婚はできないと、多くの若者が思うようになってしまったのでしょうか。

バブル景気で浮かれるなか、拝金主義や快楽主義がまかりとおってしまい、多くの人たちが生物としての「生きる力」を失ってしまったのかもしれません。

さらに困ったことも起きています。日本が先行き不透明な時代に入るとともに、スマートフォンなどの情報機器やインターネットが普及してきました。日々接触する情報量は増加の一途をたどっていて、今まで見えなかった、あるいは見なくて済

んでいた人間関係の部分や、事実かどうかが疑わしいような「フェイク」の情報も、次から次へと入ってきてしまう時代になったのです。

自分への悪口や同僚たちの高い評価など、嫉妬や邪推のもとになる情報に満ち溢れ、ともすれば、親しい友人に対しても疑心暗鬼に駆られるようになってきてしまいました。

明確に言葉で表現できないような、魑魅魍魎《ちみもうりょう》のような不信感や不安感が湧き出てきて、他者の考えや行動を許さない、いわゆる「不寛容」の時代に入りつつあるのです。それと同時に、他人のことがやけに気になるようになってきました。

このような社会環境のなかで、独身者、特に男性の独身者が増えてきました。独身研究家でありコラムニストの荒川和久さんは、「ソロ男《だん》」という言葉を使って特徴を説明しています。

ソロ男とは、ソロ活動系男子の略称であり、親と同居していない一人暮らしの20代～50代の独身男性で、仕事を持ち、親などに経済的依存をしていない人たちのことを言います。趣味や自分の時間を大切にしている彼らの消費意欲は高く、世代を超えた共通の価値観を持って消費行動をする特徴があるということです。

ソロ男にはニートや年金パラサイトのような人は含みません。ソロ男とそれ以外の非ソロ男とを比較する調査を実施すると、生活意識や買い物意識に大きな差異があるようです。加えてソロ男は、結婚という制度そのものに否定的なのではなく、結婚してしまうことで自分の時間やお金が自由に使えなくなることを嫌がっているのだといいます。

つまりソロ男とは、一人の時間を大切にし、お金を自分の興味のために使いたい男のことです。ソロ男は概して浪費しますが、自分の関心のないものに対しては、とことんドケチです。ソロ男に共通して言えることは、普段のちょっとした消費行動にさえ、幸せや喜びを見いだしているという点であり、彼らの消費は、大きくは承認欲求と達成欲求を満たすために行われているのだそうです。

これらの「社会的不寛容」や「ソロ男」の増加について、良いこと・悪いことだと安易に判断するのは間違っていますし、それぞれの価値観の違いは大事にすべきだと思います。

ただ、世の中の考え方や流れが大きく変わってきているのに、過去の成功体験や価値観についつい縛られがちな団塊世代以上の人々の意識改革が必要なのかもしれません。そして今、若者も高齢者も、新しい時代の流れに沿った生き方をお互いに模索しなければいけない段階に来ているのです。

おひとりさまのつぶやき

アメリカの大統領であるトランプ氏が盛んに利用しているのが、SNS（ソーシャル・ネットワーキング・サービス）のツイッターです。ツイッターは「ツイート」と呼ばれる280文字（日本語は140文字）以内のメッセージや画像、動画などを投稿し、多人数で情報を共有できるサービスです。

私はまったくと言っていいほどインターネットのことは無知なので、特に興味もありませんし使おうとも思っていませんが、日本でも多くの人がこのツールを利用し、さまざまな情報を発信したり得たりしているようです。
このツイッターをはじめとする、個人の考えやできごとなどを発信できるSNSは爆発的に世の中に受け入れられ、今では日常的な光景にもなりましたが、ツイッターに投稿するような自分のこころの中の「つぶやき」を記すことは、結構昔からなされていたことをご存じでしょうか。

つれづれなるままに、日暮らし硯《すずり》に向かひて、心にうつりゆくよしなしごとを、そこはかとなく書きつくれば、あやしうこそものぐるほしけれ。

（これといってすることもなく、所在なさにまかせて、一日中硯に向かって、こころに浮かんでは消えていくたわいもないことを、とりとめもなく書きつけていくと、妙に狂気じみた気持ちがするものだ）

吉田兼好の『徒然草』は、学生のときに教科書で読んだ方も多いはずです。吉田兼好は南北朝時代の歌人で、この「つれづれなるままに……」で始まる徒然草は、序段以下、全２４４段からなる随筆集です。

内容は無常と求道、自然観、人間観など、自分のこころの中で感じたことを毎日綴ったもので、兼好法師のこころのツイート（つぶやき）ともいえるでしょう。ひとりぼっちの静寂の中にたたずんでいると、誰かにこころのつぶやきを聞いてもらいたくなる、そんな気持ちが伝わってくるような気がします。今も昔も、こころの声を誰かに聞いてもらいたいという気持ちは変わらないのです。

ところが最近では「ＳＮＳ疲れ」というものが出てきています。これは、ＳＮＳやメッセンジャーアプリなどを利用することで生じるコミュニケーションによる気疲れのことです。

ＳＮＳを頻繁に利用することで、精神的・身体的疲労のほか、自らの発言に対する反応を過剰に気にしたり、知人の発言に返答することに義務感を感じたり、不特定多数の利用者からの否定的な発言や暴言に気を病んだりすることを指します。

ＳＮＳは離れた友達ともつながれたり、リアルタイムの情報をキャッチできたりと、私たちの生活を豊かにしてくれましたが、逆に気疲れする原因にもなってしまったのです。

「ソロ男」と「ソロ女」は歩み寄れるか

現在、配偶者がいない、子どもがいないという30代～50代の男性は７５０万人、女性は４６０万人に達していると言われています。それは日本の人口の重要な部分を占めていた団塊ジュニア世代が、あまり子どもを持たないまま40代に突入したことによって生じた現象だと思われます。

さて、未婚男性については「ソロ男」のところで考察してきましたが、未婚女性の場合はどんな状況なのでしょうか。

私の知人の40代の女性は、「結婚はあまり考えていない」と公言し、自分で稼いだお金を使って旅行やエステ、友人との買い物やグルメ巡りなどを楽しんでいます。自由は楽しいと喜んでいますが、そんな彼女もたまには専業主婦に「嫉妬する」と言っています。

彼女の母親は、「年頃なんだからいいかげんに結婚しなさい」と彼女によく諭すそうです。彼女の母親の世代は「結婚するのが当たり前」「男は仕事、女は家を守る」と信じていた人が多く、そのような母親の考え方も影響してか、専業主婦にも多少憧れを持ってしまうのでしょうか。

しかし、このような昭和の価値観に基づく考えを続けていたら、団塊ジュニアの世代はますます結婚や子育てが難しくなってしまうかもしれません。団塊世代の働き盛りの時期は高度成長期と重なって仕事も引く手あまたでしたが、逆に団塊ジュニアの就職活動の頃は就職氷河期と呼ばれた時期でもあり、正規社員・職員になることがとても難しかったのです。

安定していないのが当たり前である団塊ジュニアには、結婚はハードルの高いことだと考えざるを得なかったかもしれません。それに加えて、未婚女子の増加とともに「結婚こそが女の幸せ」という暗黙の了解が崩れ始めたのでしょう。

また、金銭的な問題もあります。国立社会保障・人口問題研究所が実施している出生動向基本調査によると、女性は経済的に余裕が持てることを「結婚の利点」と答えている人が多い一方、男性は反対に「独身の利点」だと答えている人が多かったということでした。つまり、結婚することのメリットに関しては男女で真逆の考えとなっていて、お互いに平行線をたどっているのです。これでは独身者が増えるのも当然かもしれません。

ただ、「結婚をあまり考えない」と公言して自由に生きている女性が、何の不安もなく暮らしているかというと、現実はそうでもないと思います。

先ほどの知人の女性も、不安なのは将来の生活や病気のことだと言います。夫も子どももいないのに、病気になったり介護が必要になったとき、また認知症になるなど、未来のことは怖くて考えられないということでした。

「なーんだ、みんな最後はひとりじゃないの」

という名ゼリフを言い放ったのは、『おひとりさまの老後』（文春文庫）を書いた上野千鶴子さんです。75万部を超える大ベストセラーになったこの本は、私たちの将来の不安を見事に言い当てて共感を呼びました。結婚しない男性が増えるに従って結婚しない女性の数も増え続け、もはや「結婚しないこと」は珍しくなくなりました。結婚することもしないことも、今は生き方の選択肢の一つとなったのです。

「適齢期、みんなで越えれば怖くない」

高齢女性の約半分は独身

現在、高齢女性の独身率は全国平均で49％もあります。これは、高齢女性のほぼ半分が独身だということです。つまり、夫に先立たれて一人になってしまった高齢女性が増加しているのです。また男性でも独身率の全国平均は約20％となっていて、高齢男性も5人に1人はゆくゆく独身に戻るということです。

かつては3世代同居が一般的だったのに対して、今では核家族が当たり前の風景になりました。配偶者との死別がそのまま、一人暮らしに結び付く場合が多いのです。

2017年6月、NHKの「クローズアップ現代＋」という番組では『おひとりさま上等！〝没イチ〟という生き方』というテーマの番組が放送されていて、私も興味深く拝見しました。

そのなかで、長年連れ添った配偶者に先立たれたとき、配偶者を亡くした人のことを表す「没《ぼっ》イチ」ということばがあることを知りました。結婚していれば誰もが直面する可能性のある配偶者死別の悲しみについて、自らを没イチと呼ぶことで暗いイメージを払拭し、新たな人生を前向きに生きるという動きです。

　第一生命経済研究所、主席研究員の小谷みどりさんは「没イチの会」の呼びかけ人です。ここでは、没イチ同士の定期的な交流会を開いていて、行き場のない思いを、同じ境遇の仲間同士で語り合えるということです。

　小谷さんの調査によると、配偶者との死別後の生活に、男性と女性では違いがあることがわかっています。

　外出する時間が増えたと回答した人の割合は、女性が50％と男性よりも高い傾向にあり、一方、誰とも一日中話さないことが増えたと答えた人の割合は、男性が高い傾向にありました。また、現在の幸福度について10点満点で尋ねた結果、最も多かった回答は、女性が8点、男性は5点でした。

　このことについて小谷さんは、「世話をしなきゃいけない夫がいなくなれば、女性は自由になりますからアクティブになりますよね。一方、男性は自分が先に死ぬと思い込んでいるんですね。妻に先立たれると、妻だけが頼りっていう人が多いので、もう路頭に迷ってしまう」とおっしゃっています。

結婚すれば、「没イチ」はいつか必ずやってくる

男性も女性も、結果的にはみな「おひとりさま」になるわけですが、そうなったとしても元気で晩年を過ごせているのは女性が多いようです。「おひとりさま」になって免疫力が急激に低下するのは圧倒的に男性のほうが多く、女性の場合はそこまで急激に低下する人は少ないと見られています。最愛の配偶者を失った直後の免疫の低下は男女とも認められますが、２週間もすると少しずつ元気になってくる女性が多いのです。

実際、免疫性には性差があることが証明されています。これには、性ホルモンが関係していると言われています。女性ホルモンは、脳など神経系に対する修復機能

を支える力があり、それによりうつ症状などの回復が早まるのかもしれません。

また、感染症には男性のほうがかかりやすいのに対し、自己免疫疾患を発症するのは女性のほうが多くなります。これは、男性ホルモンであるテストステロンが免疫系を抑制するのに対し、女性ホルモンは免疫応答を調節し、体内を保護する役割を担っています。女性は閉経に近づくにつれ女性ホルモンの分泌が減ってくるため、更年期頃の自己免疫疾患が増えてしまうのです。

いずれにしても、結婚しているから、子どもがいるからといっても、「ひとり」になる可能性は誰にでもあり、精神的なダメージをどう癒していくかでその後の人生も変わってきます。そのときには、免疫系の働きが健康を左右するといっても過言ではないでしょう。

孤独とはどういうことか

ところで、「ひとり」を表す英単語には、「アローン（alone）」「ロンリー（lonely）」

「ソリチュード（solitude）」などがあります。皆さんはこれらの違いについてご存じですか。

私もあまり深く考えたことがなかったのですが、調べてみると「alone」は物理的に一人であるという状態を表現する言葉で、「lonely」は仲間や連れがなくひとりぼっちで寂しい気持ちを表わす言葉です。そして「solitude」は、むしろポジティブな表現で、他の人がいないことによる寂しさだけでなくその自由さを歓迎する気持ちも表す、日本語で言えば「孤高」という感じでしょうか。「ひとり」にもさまざまな表現があるものです。

神学者のパウル・ティリッヒ（1886－1965年）も、『一人でいることの寂しさを表すために「ロンリネス」という言葉が、そして一人でいることの喜びを表すために「ソリチュード」という言葉がある』という名言を残しています。「ひとり」は決してネガティブなことではなく、社会で多くの人と関わって生きていくためには必要な訓練なのです。

私たちは、「アコーン」や「ロンリー」の孤独を恐れます。これは私たちの先祖が農耕民族で集団生活をし、「群れ」で生活してきたこととも関係があるのかもしれません。

「愛着理論」を提唱した心理学者ジョン・ボウルビィは次のように述べています。「群れから孤立すること、とりわけ、幼い頃に自分の保護者から引き離されることは、途方もない危険をはらんでいる。したがって、どの動物も孤立を避け、仲間との近接を維持する本能を持っている」

ジョン・ボウルビィによれば、人間は身体的な痛みを感じるおかげで身の危険を避けることができますが、孤独感はいわば社会的な痛みであって、この痛みを感じるおかげで、孤立したままになる危険が避けられるというのです。確かに、私たちはヒトの遺伝子を首尾よく複製してきました。個体を守っているそうした絆を強くしようと努めてきたように思われます。

人が孤独を感じるとき、ｆＭＲＩ（磁気共鳴画像法）で脳の情動領域である背側前状皮質の反応を観察した実験があります。それによると、身体的な痛みに対する情動反応と孤独を感じたときの反応がほぼ同じだったということです。

つまり、私たちが孤独感を慢性的に感じるのであれば、常に身体に痛みを覚えながら生きていくのと同じことになります。孤独を嫌うことは遺伝子にもインプットされていて、人はどうしても孤独を嫌い、避けようとする生き物らしいのです。

世間という価値観によって構築された「孤独への不安」

私たちは進化の作用によって、仲間といれば安全を感じ、心ならずとも一人になったときに、危機感を持つようになりました。しかし、よく考えてみると、この「仲間といれば安全」というのはあくまで「微生物から野生動物まで」の話であって、現代社会に暮らす私たち人間や家畜の世界では、あまり通用しないことに気がつきます。

微生物から野生動物の世界では、常に周囲に生命を脅かす敵の集団が存在します。

したがって群れて生活しないと外部から襲われる危険があります。だから群れて生活することは安全で、そこから離れて一人で生きることはできないのです。

しかし、現代社会での人間の生活では、群れから離れたからといって外部から襲われるという危険はほとんどありません。それにもかかわらず「ひとりぼっち」を極端に恐れるのは、孤独になるのが怖いし、不安を感じるからでしょう。そのときの孤独はもはや野生動物たちが感じたものと異質なものになっているはずです。

現代に暮らす私たちの「孤独感」は、外部の情報や環境が私たちの脳に植えつけた「孤独への不安感」であり、私たち自身が人為的につくった実体のないものなのです。したがって「孤独への不安感」は私たちが実体のないものと意識的に気づくと、実体のないものとして消失するものです。

ひとりぼっちでも平気で、幸福を感じられる人ももちろんいます。しかし、その上で、私たちは社会と連携しながら生きていることも忘れてはいけないと感じます。

「ひとりぼっちになっても幸福」と感じながら、人や物に執着することなく、社会を構築する一人一人と縁をつむぎ、積極的に交流するのは大切なことです。

私を変えた「ひとりぼっち」

私も幼い頃から「ひとりぼっち」を強く意識している子どもでした。しかし、それが今の幸せにつながっていると感じることも多くあります。

私は、小学校でも中学校でも、ひどくいじめられていました。私が教室に入るなり、クラスのみんなで私をはやしたてる歌を大合唱し、帰り道ではガキ大将に待ち伏せされては追いかけられ、棒でたたかれたり、松ぼっくりを投げつけられたりして、その度にめそめそと泣いていました。

だけど私には、心強い友達がいました。それは家で飼っていたヤギでした。私がいじめられて泣きながら家路をとぼとぼ歩いていると、まだ私の姿も見えないはずのヤギのいる小屋から、私の帰りを喜んでいる鳴き声が聞こえてきて、その度に励まされて涙を拭ったものです。

「自分よりも弱い生き物がいるんだ」と思うだけで、たとえ学校でいじめられ、ひどい孤独感を味わっても生きていく勇気を与えられました。

逆に、いじめっ子たちのように大勢で群れていると、多数意見に流されてしまい、人のこころを傷つけても疑問を覚えないことに気づきました。それから私は、「群れをなしていることが必ずしも安全ではない」と思い、「群れのなかに居場所を求めることは、自分の生き方とは違う」と考えるようになったのです。

つまり、私たちが対処すべきものは「孤独」そのものではなく、「孤独に対する不安感」だと思います。たとえ、私たちの遺伝子が孤独を避けるようにインプットされていたとしても、孤独への不安や恐怖で押しつぶされないように「おひとりさまを楽しむ」ことはできるのです。

第三章　老化をいかに遅らせるか

センテナリアンには慢性炎症が少ない

今、100歳を超えても健康で長生きしている人たちの研究が進んでいます。

100歳以上の百寿者のことを、1世紀（センチュリー：Century）生きたという意味で「センテナリアン」と呼ぶことは前に述べましたが、センテナリアンの特徴としては、とにかく慢性炎症が少ないということがわかっています。老化を抑えて健康長寿を得るには、慢性炎症を抑えることが必要だということです。

体のなかで慢性炎症が発生しているかどうか調べるには、CRP（C反応性たんぱく）の値を見るのが適しています。CRPとは、体の炎症や組織の破壊が起こったときに血液中に増える物質です。肺炎球菌に感染した患者から初めて発見された物質で、「肺炎球菌が持っているC多糖体に反応して結合するたんぱく質」という意味の英語の略からこの名前がつきました。

日本人間ドック学会によると、CRPの基準範囲は0・30㎎／dℓ以下で、要注意は0・31〜0・99㎎／dℓ、慢性炎症があると1・00㎎／dℓ以上になるということです。無作為に80歳以上の高齢者100人のCRPを調べたところ、0・30〜1・00㎎／dℓあたりが多かったのに対し、100人のセンテナリアンのCRPを調べてみると、ほとんどの人が0・30㎎／dℓ以下であることがわかりました。CRPの値が0・30㎎／dℓ以下であるということは、つまり体内の慢性炎症が少ないということです。

世界的長寿者が多い地域として、イタリアのアッチャローリーという町が知られています。町の人口2000人のうち、300人のセンテナリアンが住んでいるそうです。

彼らの長生きの秘訣は、魚、オリーブオイル、ナッツ、野菜類を主体とした地中海食です。地中海食を食べる度合いが多いほど、CRPも低くなるというデータがあります。

加えて、満足感などの精神的感覚も体の中の炎症反応を抑えているようです。ボランティアや仕事など、社会とのかかわりを持ち、精神的な感覚で「生きがい」を高めるような感覚が慢性炎症を抑えるのに対し、食欲や性欲など、自分だけのための快楽を求める感覚は、慢性炎症を進めてしまうこともわかってきたのです。

そして、普段から運動の習慣を持っている人もCRPの値が低くなっています。なるべく階段を使うなど、運動負荷をかけることで全身の血流が増え、その結果、酸素が各組織に多く運ばれたり、老廃物の回収能力が上昇したりして、炎症反応が抑えられるのです。

ここ最近、「プロダクティブ・エイジング」という言葉が聞かれるようになりました。これは、歳をとっても健康なまま活躍し、社会に貢献し続ける「生涯現役人生」のことです。

オーストリア出身の宗教哲学者、マルティン・ブーバー（1878-1965年）は「新しいことを始めることを忘れない限り、人はいつまでも若く生きることができる」と述べています。今後、私たちが健康に長寿を達成するには、「プロダクテノブ・エイジング」が当たり前にできる環境をつくっていくことが必要でしょう。

私たちは、食べたものでできている

地中海食やそれに類した食事には、加齢に伴う記憶力の低下を遅らせる効果があることが、最近の研究から明らかにされています。

地中海食については前にも少し述べましたが、たっぷりの野菜と果物、精白していない全粒穀物を中心に、適量の魚や肉、赤ワインなどを摂るのが特徴です。

かつては食事を変えただけでは、記憶力の衰えは改善できないと考えられていました。しかし、10年ほど前からこの見方に反する研究結果が増えてきたのです。

２００６年、コロンビア大学のＮ・スカルメアス博士らは、ニューヨークに住む70代半ばの人を中心とした２００人を対象として、食習慣と健康状態に関する情報を約4年にわたり調査しました。すると、地中海食に準じた食事を普段から好んで摂っている人たちは、心血管疾患が少ないばかりか、認知力の低下も抑えられていることがわかりました。

ところ変わってスペインでは、ナバーラ大学のM・ゴンザレス予防医学課長による調査が2013年に報告されています。これは、スペイン人7500人に対して地中海食を食べ続けた群とそうでない群との健康状態を比較したものです。

その結果も、やはり地中海食を常食している人たちのほうが心血管関連の状態が良くなり、体重の減少や認知力の成績も向上しているものでした。

さらに2015年、医学誌の『ランセット』に掲載された研究で、スウェーデンのカロリンスカ研究所のM・キビベルト博士らが、フィンランドの1260人を2群に分け、一方は地中海食を、もう一方は普段の食生活をそのまま続けてもらい、継続して健康状態を調査したものがあります。その結果、歳をとってからでも地中海食に変更することで、認知力の低下が抑えられたというのです。

このことは、生活習慣の改善を始めるのはいつからでも遅くないという、私たちにとっての明るいお知らせとなるでしょう。

「歳をとってからの粗食は体に良い」はほんとうか

高齢者の健康食といえば「野菜中心の食事」「ダイエットやメタボ予防のために肉や油を減らす」「カロリーは極力控えるべき」などと、長い間信じられてきました。

しかし実際は、高齢になるほどたんぱく質を摂る必要があるのです。

センテナリアンが日本でここまで増えた理由は、栄養状態が良くなったことがまず考えられます。

注目すべきはたんぱく質です。1950年代の日本では、動物性たんぱく質の摂取量が少なく、主なたんぱく源は米や小麦、大豆製品などの植物性食品が中心でした。当時の動物性たんぱく質の摂取量は、植物性たんぱく質の摂取量の約3分の1程度となっていました。

その後、動物性たんぱく質の摂取量が増えてきて、1980年代になると、動物性たんぱく質と植物性たんぱく質の摂取比率は1対1になりました。そして同じ頃、日本は世界一の長寿国として有名になりました。

桜美林大学名誉教授の柴田博先生は、センテナリアンの食生活を調査しています。センテナリアンで多くの方は、たんぱく質の摂取が日本人の平均よりも多く、しかも動物性たんぱく質を摂取しているということです。

現在、日本人の総たんぱく質摂取量に占める動物性たんぱく質は52・5％ですが、柴田先生が調査した1973年では48・7％でした。そして今、センテナリアンの動物性たんぱく質摂取量の割合はどんどん増え、男性が59・6％、女性が57・6％となっています。

つまり、高齢者の健康を維持するためには、十分なたんぱく質摂取が必要なのです。

たんぱく質摂取の度合いを調べるには、血清アルブミンの値で推定することができます。

慶應義塾大学医学部、百寿総合研究センターの広瀬信義博士の研究によると、血清アルブミン値が４・２㎎／dℓであれば1年後に亡くなる人はほとんどいませんが、３・５㎎／dℓ以下になってくると、1年後に約半数が亡くなっているということです。

このように、たんぱく質、特に動物性たんぱく質を多く摂っている人に長寿が多く、センテナリアンになっているのです。

コレステロールは悪者ではない

ではなぜ、動物性たんぱく質を多く摂っている人がセンテナリアンに多いのでしょうか。

そのカギは「コレステロール」です。

浜松医科大学の高田明和名誉教授は、大阪府民約1万人のコレステロール値と死亡率について調べています。２００７年まで、日本では総コレステロール値が２２０㎎／dℓ以上の人は治療の対象とされていました。しかし、高田名誉教授の調査結果では、２２０を超えても死亡率に影響はなく、男性の場合、２８０未満まではコレステロール値が高くなるほど死亡率は下がっていました。現在は「総コレステロール値の上限は２２０」という数値は適正でないと、総コレステロール値そのものが診断基準から外されています。

実際センテナリアンには、コレステロール値や血圧が少し高めの人が多いようです。動物性たんぱく質を多く摂取している人は、必然的にコレステロール値も高くなって、長寿となっているわけです。

ヒトの体は37兆個もの細胞からなっています。細胞が正常に働けるのは、それぞれの細胞が膜に包まれているからです。細胞呼吸に必要なミトコンドリアや、寿命に関係するテロメアなど、生命を保つ大事な器官はすべて細胞膜の内側にあります。細胞膜がなければ秩序がなくなり、ヒトは人体の機能を保てなくなります。この大事な細胞膜の原料が、コレステロールです。

コレステロールはご存じのとおり、「善玉」と「悪玉」に分けられていますが、そもそもこの名称がコレステロールの誤解を生むもとなのです。

善玉コレステロールとは、正しくはＨＤＬコレステロールといい、体内に蓄積したコレステロールを排出し、動脈硬化を予防する働きがあります。悪玉コレステロールはＬＤＬコレステロールが正式な名称で、コレステロールを体内に供給する役割がありますが、増えすぎると血管に溜まります。これが動脈硬化の原因だと一般に言われています。

動脈硬化とは、コレステロールや中性脂肪などの脂質が動脈に溜まり、動脈を硬くしたり血管内壁を狭めたりする症状です。この症状が進めば血管はもろくなり、詰まりやすくなって、心筋梗塞や脳卒中の直接的な原因となります。そのためコレステロールは、その摂りすぎが問題視されるのです。

しかし、ここには大事なことが見落とされています。ＬＤＬコレステロールが悪玉と化すのは、活性酸素と結びついたときです。活性酸素と結びつくことで、ＬＤＬコレステロールや中性脂肪は過酸化脂質に変性します。この過酸化脂質こそが本当の悪玉なのであり、血管を傷つけ、ボロボロにするのです。

またコレステロールは、各種ホルモンがつくられる原料となります。たとえば、高齢になるに伴い性ホルモンの分泌が減り更年期障害が起こってきますが、コレステロール値を保つことにより、ホルモンの分泌を促すことができます。

こうした成り立ちを無視して、「肉や卵を食べるとコレステロールが上がって、心筋梗塞や脳卒中になる」というような都市伝説がささやかれてしまうのです。

「たまごは1日1個まで」のウソ

近年では、「コレステロール値が高いほど死亡率が低い」という大規模な研究や、「コレステロールを下げる薬を服用しても、心臓病予防効果は見られない」というような報告が増えてきています。日本脂質栄養学会も「コレステロール値は高めのほうが長生きする」との指針をまとめています。

２０１７年7月18日、聖路加国際病院の名誉院長である日野原重明先生が亡くなりました。日野原先生は１００歳を超えても現役医師として働き、「人はいくつになっても生き方を変えられる」と語り、そのお手本を自ら示してくれたのです。その姿は、私たちに大きな感動と勇気を与えてくれました。

私は日野原先生と定期的に仕事をご一緒させてもらっていたおかげで、食事の席を共にできる機会が何度もありました。日野原先生は週に2回もお肉を食べるとよくお話しされていました。

また２０１３年、80歳という世界最高齢でエベレスト登頂に成功した冒険家の三浦雄一郎さんにも、仕事でお会いする機会が年に何度もあります。三浦さんはいつもお元気で、気持ちも青年のようにいきいきとしておられます。股関節や骨盤が砕けるような骨折を何回も経験し、心臓の手術も幾度か受けているのに、なぜいつも元気で、世界で誰も達成していない、世界最高齢でのエベレスト登頂に成功したのか、私も不思議に思っていました。実際、三浦さんとお話ししていると、少し元気なおじいさんという感じで、とても「超人」とは思えなかったのです。

しかしお話を伺っているうちに、たんぱく質をしっかり摂るような食事をきちんとしていることがわかりました。お肉が好きでよく食べているということでした。

肉は脂身が多いからちょっと苦手……、という方は、良質のたんぱく質摂取のために、卵を食べましょう。卵にはビタミンDやミネラル、また抗酸化物質であるルテインも含まれていて、とても優秀な栄養食品です。「卵は1日1個まで」と昔はよく言われていましたが、先のコレステロールの話からもわかるように、1日に2〜3個食べても大丈夫です。

長寿が自慢の沖縄が変わった理由

1985年の都道府県別平均寿命を見てみると、長寿日本一の座に君臨していたのは男女ともに沖縄県でした。

ところが1990年、沖縄県の男性の平均寿命は第5位に落ち、2000年には一気に26位まで順位を落としました。それでも女性は何とか首位を守り続けていましたが、2010年、ついに女性も3位に転落しました。それに加え、男性は30位まで落ち込んでしまったのです。

この凋落ぶりは「沖縄クライシス」と呼ばれ、世界の研究者からも注目されることになりました。

では、なぜ長寿が自慢の沖縄県民が、急に長寿でなくなってきたのでしょうか。

その理由として、食生活が激変したことを挙げる研究者が多くいます。

沖縄の伝統的な食生活は、食塩の摂取が少なく、独特な気候で育った伝統野菜や果物、魚介類、海藻類、そして豚肉を中心とする動物性たんぱく質を多く摂取していました。

それが突然、アメリカ軍占領下となったと同時に、ファストフードや加工食品が入ってきました。これが沖縄県民の短命化をもたらしたという意見を述べる学者が多くいます。彼らは、「肉食中心の生活で脂質摂取量が高く、血中のコレステロールや脂質が増えたことが死亡率を高めている原因である」と主張しています。

しかし最近の研究では、食事でコレステロールや脂質の摂取制限をしても、肥満や心臓病の予防にはつながらないということが明らかになっています。アメリカの2015年度版食事摂取基準では、コレステロールも脂質も摂取上限が撤廃されています。

実際、沖縄県民の脂質摂取比率は減少傾向を続けているのに、寿命は逆に短くなっているのです。私はこの沖縄県民の平均寿命短縮は、肉食中心が原因ではなく「糖質中心になってきた食事」と「運動不足」が原因だと思っています。

戦後、本土に先駆けてファストフード店ができ、パン、ハンバーガー、缶詰などの加工食品、コーラなどの甘い清涼飲料水などが県民に浸透するにつれ、それまでの伝統食であった豚肉と野菜を使った料理の摂取が減ってしまったことがまず考えられます。そして、肥満の増加とともに体を動かすのが億劫になったり、車や便利な生活が浸透することで、運動不足が日常化したのかもしれないと考えています。

それに加え、私たちの体をつくる37兆個の細胞、特にエネルギー生成系と肥満との間には、実は密接な関係があるのです。

私たちの体をつくる細胞は、ハイブリッドエンジンである

私たちの体をつくっている細胞には、二種類のエネルギー生成系があります。エンジンに例えるとすれば、それは「解糖エンジン」と「ミトコンドリアエンジン」です。

私たちの祖先となる生物は、無酸素と低温の環境で生きていた単細胞生物です。強力な放射線に地球がさらされている過酷な環境のなかでつくりだされたのが「解糖エンジン」です。ですから解糖エンジンは「低酸素」「低温」「高糖質」の環境でよく作動します。解糖エンジンは糖質を利用する化学反応によるエネルギー生成系で、必要に応じて瞬発的にエネルギーを生み出せます。若くて活動的なときには、瞬発力に長けた解糖エンジンがよく働きます。

対してミトコンドリアエンジンは、地球上に酸素が増加したときに出現しました。

本来は酸化の原因であり毒となる酸素を利用できる生物の「アルファ・プロテオ細菌」を生物の細胞のなかに取り込み、やがて私たちの健康を支配する最も重要な器官となりました。このミトコンドリアエンジンは解糖エンジンと違って持続力に長け、エネルギー生成の効率も良く、「高酸素」「高温」「低糖質」の環境でよく作動します。

つまりこれらのエネルギー生成系は、若くて活動が活発なときは解糖エンジンをメインとして働かせるのがよいのですが、歳とともに活動量や代謝量が低くなるにつれて、ミトコンドリアエンジンをメインとして働かせるのがよいのです。糖質を必要以上に摂っていると解糖エンジンばかりが働いてしまい、体は糖質を執拗に欲するようになります。使われないミトコンドリアエンジンの数はどんどん減り、過剰な糖質は脂肪となり、結果的に太ってしまします。

このミトコンドリアは、私たち人間の体細胞1個当たりに約2000～5000個あると言われています。年齢が上がるほどミトコンドリアエンジンを活性化させなければならないのは、効率のよいエネルギー産生を促すことによって若さを保ち、老化を抑え、活力ある生き方をするためのカギとなるからです。

ですから、40歳を過ぎるくらいからは解糖エンジンの材料となる糖質の摂取を少しずつ減らしていき、50歳ではなるべく摂取を避けるようにして、持続力のあるミトコンドリアエンジンをメインで動かすのがよいのです。

50歳を過ぎたら、炭水化物の摂取に気をつけよう

ところが、50歳前後の更年期になっても糖質の多い食生活を続けていると問題が起きてきます。

更年期になると、体細胞が衰えたりホルモンの分泌量が減ったりして、代謝の力は少しずつ落ちていきます。活発な若いときは、解糖エンジンが血中の糖を使って素早くエネルギーに換えていましたが、歳とともに糖を上手に消費できなくなってきます。

それなのに、活動量の多かった若いときと同じように糖質を含む食事をたっぷり摂っていると、消費しきれなかった糖によって血糖値がどんどん上がっていきます。こうして常に高血糖の状態にあることで糖尿病になり、糖が脂肪に変わり蓄えられて太ってきます。さらに、高血糖状態が続くことで糖化と呼ばれる現象が起こり、細胞内でのさまざまな反応から活性酸素が発生してしまいます。こうした体内の糖化と酸化ストレスにより、動脈硬化による心筋梗塞や脳梗塞、がん、アルツハイマーなど、多くの病気が起こってくるのです。

それに対してミトコンドリアエンジンは、解糖エンジンよりも反応は遅いのですが、酸素を利用して効率的に大きなエネルギーを産生できます。解糖系はブドウ糖1分子からATPを2個しかつくれませんが、ミトコンドリアはブドウ糖1分子から36個ものATPをつくることができるのです。ATP（アデノシン三リン酸）とは、細胞がつくり出すエネルギー源となる物質のことで、すべての真核生物はこのATPによるエネルギーの生成と利用をしています。ATPは、体内での代謝や物質の合成、筋肉の収縮など、さまざまな生命活動に使われています。

また体内のブドウ糖が減ることで、「ケトン体」という物質が肝臓のミトコンドリアで脂肪酸をもとにしてつくられます。これはブドウ糖の代替エネルギー源として利用できる上、ケトン体がつくられる体質にすることにより、ダイエットや糖尿病予防に限らず、がん予防や認知症予防にも効果が期待できるのです。

つまり、若くて活動が活発なときは解糖エンジンをメインとして働かせるのがよいのですが、歳とともに活動量や代謝量が低くなるにつれて、ミトコンドリアエンジンをメインとして働かせるのがよいのです。糖質を必要以上に摂っていると解糖エンジンばかりが働いてしまい、体は糖質を執拗に欲するようになります。使われないミトコンドリアの数はどんどん減り、血糖値は常に高くなり、過剰な糖質は脂肪となってしまうからです。

くり返しますが、40歳を過ぎたくらいからは解糖エンジンの材料となる糖質の摂取を少しずつ減らしていき、50歳ではなるべく摂取を避けるようにして、持続力のあるミトコンドリアエンジンをメインで動かす必要があるのです。
これが、50歳を過ぎたら主食を控えるべき最大の理由です。

善と悪の顔をあわせ持つ活性酸素

リンゴを切ってそのまま置いておくと赤茶色に変色してきます。リンゴの細胞膜にある脂質が空気中の酸素と結びついて反応するからです。これが「酸化」という現象です。

また、私たちの体の細胞は生命維持に必要なエネルギーを得るため、ミトコンドリアで絶えず酸素を消費しています。その過程で、電子が不安定状態の反応性が高い物質に変換されることがあります。これを「活性酸素」と呼びます。空気中の酸素と比較すると、活性酸素の酸化力はとても強力なものです。

私たちが細菌やウイルスなどに感染したとき、血中の白血球はこの活性酸素の強い攻撃力を使って細菌やウイルスをやっつけます。他にも、新陳代謝の機能をはじめ、生体内で重要な役目をたくさん持っていて、活性酸素は生命活動に必要なものです。解糖エンジンよりも効率が良く、エネルギー産生に優れているミトコンドリアですが、この素晴らしいエンジンは生物に死や病気をもたらすきっかけともなります。

その理由は、ミトコンドリアを持つ細胞は寿命になると、アポトーシスという自殺のプログラムが働き、古い細胞が新しい細胞と入れ替わる新陳代謝が行われるからです。器官によって新陳代謝の頻度差はありますが、アポトーシスは人間が生きるためにはなくてはならない死です。

このアポトーシスには、ミトコンドリアが出す活性酸素が重要な役割をしています。活性酸素は細胞には毒となりますが、古くなった細胞やがん細胞を死滅させるように促す役目も持っているのです。

核膜に包まれた明瞭な核や、ミトコンドリア等の細胞小器官を持たない細胞を原核細胞と呼びます。この細胞を持つ生物には細菌類（乳酸菌・大腸菌など）や、ラン藻類があります。

原核細胞は自分のＤＮＡの完全なコピーをつくり、永遠に分裂し続けることができる細胞です。がん細胞も原核細胞と同じく、無制限に増殖し転移する細胞ですが、これは細胞増殖を制御する遺伝子に異常が起こっているためです。

ミトコンドリアの働きが何らかの原因で抑制された場合、がん細胞にとっては有利な状況となります。アポトーシスをしなくなったがん細胞は、制御のきかない遺伝子の働きによって、自分勝手にどんどん増殖して転移していくのです。つまり、がん細胞が発生してもアポトーシスがきちんと作用していれば、がん細胞は増殖できずに死滅していくので、生命を脅かす存在になるまで成長しないということになります。

２０１２年、筑波大学の林純一教授の研究チームは、ミトコンドリアＤＮＡを操作して、活性酸素が過剰に出るようにしたマウスを使った実験をしています。ミトコンドリアＤＮＡを操作されたマウスは、ふつうのマウスと比較して老化の速度に変わりはありませんでしたが、老化の関連疾患である糖尿病やリンパ腫の発症を引き起こしやすいことを突き止めました。また、活性酸素を過剰生産しているマウスに抗酸化剤を投与すると、病気の発生を抑えられることも確認しました。

このように、細胞の老化やがん化、細胞死は、ミトコンドリアの働きが運命を握っているのです。

香港人、長生きの秘訣とは

世界平均寿命ランキングの第1位は、もちろん日本がずっと守っていると思っている人が多いと思います。しかし、正確にはそうではありません。

２０１６年、香港は世界平均寿命ランキングの第1位に躍り出ました。女性は87・34歳、男性は81・32歳です。それまでトップ争いを続けてきた日本は、女性が2位の87・14歳、男性も2位の80・98歳となったのです。

香港が日本と並び、長寿の国となっている理由は何でしょうか。

香港在住の中医学博士である楊さちこさんは、その理由について、香港人は昼と夜の食事の前に必ず温かいスープを飲んでいるからだと述べています。

中医学では、冷えは万病のもととされ、冷やすと心も体も固まると考えられています。消化の良い温かいものを摂って体の内側から温め潤し、心も体もリラックスする。このような食習慣が若さの維持や健康長寿のもとになるとされています。

香港では、スープの素材の代表は鶏です。中医学で「鶏は体を温め、胃やすい臓の働きを助ける滋養食」とされ、疲労回復や体力増進のためによく使われているそうです。そもそも中国には「医食同源」の考え方があり、食事に気を配って「不老長寿をめざす」ことが常識です。そのなかでも「冷えを嫌って温めること」に注目した毎日の温かいスープが、香港人を長寿にしたと考えられます。

最近では日本でも、スープの専門店が駅ビル内にできたり、コンビニエンスストアでも常温のお茶が売られたりするようになり、体を冷やさないよう努力している人が増えている良い傾向にあるようです。

これまで何度も述べてきたように、人が健康に生きるためには、持続力のあるミトコンドリアエンジンの活性化が欠かせません。これを効率良く働かせるためには、「高体温」の環境をつくってあげることです。食事のとき、その日の気候や体調に合わせた温かいスープを頂くことで、ミトコンドリアエンジンの活動を増進できるのです。

酸化対策には抗酸化力食品が味方する

活性酸素が人体に有害となるのは過剰に発生してしまったときで、がんや生活習慣病、老化などさまざまな病気の原因であると言われています。そのような状態を防ぐため、人体の各組織には抗酸化酵素と呼ばれる活性酸素を無害化してくれる抗酸化酵素が存在しています。代表的なものでは、カタラーゼ、スーパーオキシドディスムターゼ、ペルオキシダーゼなどが知られています。

私たちの体でも細胞のミトコンドリアを働かせている以上、活性酸素の発生は止められません。したがって、活性酸素の生成と消去の均衡を保てるよう、生活習慣の改善や、抗酸化力のある食べ物を積極的に取り入れることが必要になってきます。つまり、活性酸素を防ぐ生き方が「元気で長生き」の秘訣になるわけです。

酸化で細胞にダメージを受ける原因は他にもあります。紫外線・放射線を浴びる、大気汚染、タバコ、薬剤、金属、酸化された食物を摂ること、虚血やストレスなどの病的な状態や、過度の運動も酸化を促進します。

これらの酸化ストレスを防御するには、酸化原因を取り除くのも大切ですが、活性酸素の過剰発生を抑える食品を毎日の生活のなかで摂ることも効果があります。ビタミンCやビタミンEなどの抗酸化能を持つビタミン類を含んだバランスの良い食事は、活性酸素の過剰産生を抑制し、抗酸化能をより効果的にします。

50歳くらいから食事の摂り方や生活習慣を変えていく必要があることを前に述べましたが、糖質の制限と抗酸化物質を積極的に摂ることが重要です。

主食であるごはんやパンなどの炭水化物には糖質がたくさん含まれていますので、食べすぎは禁物です。代わりに、野菜や果物、豆類などに含まれるフィトケミカルという抗酸化物質をたっぷり摂ることです。フィトケミカルは、活性酸素を消す効果があると言われています。

フィトケミカルのすごい力

抗酸化力のある食品は、すべて植物性の食品です。「フィト」はギリシャ語で植物、「ケミカル」は化学物質の意味です。植物の中に含まれている化合物であるフィトケミカルやビタミン類に抗酸化物質が存在しています。植物色素や香り、辛味、苦味のなかに、強力な抗酸化力があるのです。

具体的には、植物の色素やアクの成分で、葉や花、茎、樹皮などに含まれているポリフェノール、緑黄色や海藻などに含まれている色素成分のカロテノイド、ネギ類の香りの成分、大根やからし菜など辛みの成分であるイオウ化合物、ハーブ類やかんきつ類の香りや苦味の成分であるテルペン類、きのこ類に含まれる不消化多糖類のβ－グルカン、ビタミンCやEなどの抗酸化ビタミンなどです。毎日の食生活のなかで、これらの成分を含む食品を偏らずにまんべんなく摂ることです。

また、私も毎日必ず摂っていて、いちおしの野菜であるキャベツは、腫瘍壊死《しゅようえし》因子（ＴＮＦ）を産生する作用が強いことがわかっています。ＴＮＦとは血液中の白血球であるマクロファージが分泌する物質で、がん細胞を殺す作用を持っています。

帝京大学薬学部の山崎正利教授らは、マウスを使った実験で、果物や海藻、野菜などをジュースにして飲ませ、効果を検証しました。すると、キャベツやナス、大根などにマクロファージを活性化する成分が多く含まれていることがわかりました。この効果は抗がん剤のインターフェロンに劣らないとのことです。身近な食材にもすごい力があるのです。

毎日野菜を摂るのは大変なので、サプリメントに頼ればいいのでは、という意見もあるかと思います。しかし、フィンランドで行われた介入研究では、β－カロテンのサプリメントを投与されたグループで肺がんの発生率が高くなったという結果も出ています。精製した単一の成分を摂るよりも、新鮮な食品からバランス良く摂取することが重要なのです。

完璧な存在などこの世にいない

ミトコンドリアは生体の効率良いエネルギー産生という役目を持つ一方で、有毒な活性酸素を発生させ、老化や細胞死を引き起こすような悪影響を与える働きも併せ持つことを、これまで述べてきました。

また、生物に悪影響を与える活性酸素は、がん細胞や体内に侵入した病原菌を死滅させる有益な役目もあり、やはり善と悪のような二面性を併せ持っています。

ミトコンドリアをはじめ、生命のしくみはとても不思議なもので、この世に完璧な生物や生体のシステムなどありません。常に不便や欠如がありながらも、それを補うようにして進化を続けているのです。

２０１４年１月に、私の好きな詩人の吉野弘さんが亡くなりました。彼の作品の中に、こうした世界観を詠んだ『生命《いのち》は』という素晴らしい詩がありますので、章の締めくくりにご紹介したいと思います。

生命は
自分自身だけでは完結できないように
つくられているらしい
花も
めしべとおしべが揃っているだけでは
不充分で
虫や風が訪れて
めしべとおしべを仲立ちする
生命は
その中に欠如を抱き
それを他者から満たしてもらうのだ

世界は多分
他者の総和
しかし
互いに
欠如を満たすなどとは
知りもせず
知らされもせず
ばらまかれている者同士
無関心でいられる間柄
ときに
うとましく思うことさえも許されている間柄
そのように

世界がゆるやかに構成されているのは
なぜ？

花が咲いている
すぐ近くまで
虻《あぶ》の姿をした他者が
光をまとって飛んできている

私も　あるとき
誰かのための虻《あぶ》だったろう

あなたも　あるとき
私のための風だったかもしれない

第四章

慢性炎症は「腸もれ」が原因

腸管の砦が破られる

腸管は、ヒトの免疫細胞の70%が集まっている臓器であるということは前にも述べました。腸管粘膜は食物などの異物、病原菌やウイルスの侵入、さらに腸内に棲む常在菌の刺激など、常に感染や炎症の危険と隣り合わせにある場所ともいえます。

しかし腸管粘膜は、生命維持の要ともなる栄養素の吸収をしながら、病原体の侵入を防ぐバリア機能を働かせています。この腸管の持つバリア機能には、3つの砦があると考えられています。

①腸内フローラが病原性の高い菌を排除する「環境因子バリア」
②腸上皮細胞のつなぎ目が強力に結びついて頑丈な壁となり、防御の役割を果たす「物理的因子バリア」
③腸粘膜細胞の表面に分厚い粘液層をつくり、抗菌ペプチドの分泌などをする「生

物学的因子バリア」

腸はこのように3重にもなる防御の砦を備えているのですが、私たちの生活習慣やストレスなどによるさまざまな要因で崩れてしまうことがあります。たとえば、偏った食事や暴飲暴食、感染や遺伝的な素因による炎症、抗生物質等の薬剤の使用などが、腸のバリア機能を損なう要因として挙げられます。

腸管粘膜バリア機能の破綻は免疫系の制御異常を引き起こして、炎症性腸疾患、食物アレルギー、経粘膜感染症など、さまざまな疾患の発症の原因となります。近年、患者数が増加し続けている潰瘍性大腸炎やクローン病などの炎症性腸疾患も、腸管バリアの破綻が原因の一つとして考えられています。

また最近では、「リーキーガット症候群（腸管壁浸漏症候群）」も問題になることが多くなってきました。「機密情報をマスコミにリークされた」などというのはニュースでもよく耳にする言葉ですが、リークは英語で「漏れる」という意味です。

つまり、腸（ガット）の粘膜に穴が空いて、腸内にある細菌やウイルス、食物由来のたんぱく質などが血中に漏れ出す状態（リーキー）にある腸のことをいいます。私はこの状態になった腸を「腸もれ」と呼ぶことにしました。

多くの病気を引き起こす「腸もれ」

たんぱく質は普通、消化されて細かい分子になり、腸壁にある絨毛から体内に吸収されます。しかし、腸のバリア機能が低下して腸壁に細かな穴が開くと、つまり「腸もれ」が起こると、普通は吸収されない未消化の高分子たんぱく質がそのまま体内に吸収されてしまいます。高分子のたんぱく質や細菌が腸管壁を通過して体内に入ってしまうことで、それらが異物として認識され、免疫応答システムが働いて、その異物に対する抗体がつくられます。すると食物アレルギーや自己免疫疾患などの症状が現れるようになるのです。

また「腸もれ」になると、細菌が産生する毒素（エンドトキシン）や腸内の有害物質が血液に漏れ出して体内を駆け巡るため、慢性の炎症を起こします。これにより動脈硬化や慢性肝炎、炎症性腸炎など、さまざまな病気を引き起こすとも考えられています。

腸内細菌は食物繊維を食べて短鎖脂肪酸をつくり、腸の粘膜を強化する重要な働きをしています。食物繊維は腸管バリアを強固にするために必要な栄養素です。しかし、野菜や豆類、穀類などの食物繊維が多く含まれる食品を摂らないと、腸内細菌はエサにするものがないため、仕方なく腸粘膜を食べ始めてしまいます。細菌が腸を守っている粘膜層を食べてしまうことで、腸粘膜の防御機能が衰えて炎症が起こってしまいます。これも「腸もれ」の原因となるのです。

食物アレルギーの裏に「腸もれ」あり

食物アレルギーとは、原因となる食物を食べた後に消化管や全身で起こる、生体にとって不利益な免疫反応のことです。

経口的に摂取される食物は消化管でアミノ酸や単糖などに分解されるため、普通なら免疫反応は起こらないはずです。しかし、腸が未熟なうちに離乳食を与えたり、食品中に含まれている有害物質などで腸の粘膜が障害されると、つまり「腸もれ」が起こると、たんぱく質がアミノ酸に分解される前の状態であるペプチドの段階で体内に吸収されてしまいます。ペプチドには抗原活性がありますから、粘膜上皮細胞や腸管上皮細胞などの腸管免疫系を通過すると、そのペプチドを異物と認識してIgE抗体が産生され、食物アレルギーが起こるのです。

食物アレルギーは現代ではとても患者数が増加している疾患であり、乳児で約10%、3歳児で5%、学童以降で1・3〜4・5%が発症していると報告されています。その原因としては、これまで何度も述べてきた「腸もれ」になっている可能性のある子どもが多いということです。

日本で最も多い食物アレルギーの原因とされているものが鶏卵で、次いで牛乳、小麦、米などの穀類、大豆、そば、ピーナッツなどのナッツ類、魚介類、かに、えびなどの甲殻類です。植物性の柑橘類、野菜、果物によるアレルギーもあります。これらに含まれているアレルゲンが直接消化器に接触して消化器症状を起こす場合と、吸収後に血液やリンパ液によって全身に運ばれ、いろいろな臓器に症状を表す場合とがあります。重篤な場合は全身性アナフィラキシーショックが起こり、急激に末梢血管が拡張して循環不全や呼吸困難、血圧低下などで死亡することもあります。食物摂取後、多くは15分以内に出現します。

脂質の摂取バランスが崩れている現代人

「腸もれ」を起こす原因については既に述べましたが、その他にもこの食物アレルギー増加の原因には、脂質の摂取バランスが崩れてきたこともあるとされています。必須脂肪酸にはオメガ3とオメガ6があります。人体ではこれらを合成できないので、食べ物などから摂取することが必要です。他にオメガ9がありますが、これは体内で合成ができる脂肪酸です。今、問題になっているのは必須脂肪酸のオメガ6

が、現代人において摂取量が拡大傾向にあり、オメガ3が減少傾向にあるということです。この二つの脂肪酸の摂取比率のバランスがどんどんオメガ6の脂肪酸に偏っているのが現代人の食生活であると言われています。

オメガ6脂肪酸は炎症性のあるロイコトリエンやプロスタグランジンという生理活性物質の原料となります。一方オメガ3脂肪酸から生成される同じ名前の生理活性物質は、炎症を抑えて免疫を増強するような働きをします。オメガ6脂肪酸を摂りすぎると代謝酵素が共通しているため、拮抗関係にあるオメガ3脂肪酸との摂取バランスが崩れて、過敏性が増加し、アレルギーが起こりやすくなるのです。

さて、私たちの食生活を振り返ってみましょう。ケーキも揚げ物もすべてオメガ6とオメガ9の脂肪酸でできています。オメガ3はエイコサペンタエン酸（EPA）やドコサヘキサエン酸（DHA）など、青魚や野菜類に多く含まれているものです。これらのオメガ3脂肪酸は熱に弱く、調理には不向きという難点がありますが、私たちが食物アレルギーに悩まないためにも、これらの脂肪酸の違いをよく認識し、オメガ3脂肪酸を進んで摂取することが重要なのです。

パン食が普及した今、グルテンがもたらす功罪

テニスで世界一の強さを誇ったノバク・ジョコビッチ選手を苦しめたのは、小麦製品に対して過敏となる「グルテン不耐症」でした。彼は過去、何度も重要な試合中、急激に吐き気を催したり息ができなくなったりと、まったく別人になってしまったかのように調子を崩してしまうのです。

しかし、それからわずか18カ月後、彼はウィンブルドン優勝と世界ランキング1位を手にすることができました。テニスには本格的なオフシーズンというものは存在せず、1年のうち11カ月は試合がある状態だといわれます。休む暇もなく常に高い能力を必要とする彼がそのために実行したのは、毎日の食事からグルテンを抜くことでした。食事により腸を変えることで、生まれ変わったのです。

グルテンとは、小麦や大麦、ライ麦などに含まれるたんぱく質のことです。グル

テンは、消化されるとアミノ酸という細かい分子になり、腸壁の絨毛から吸収されていきます。しかし、一部のたんぱく質はアミノ酸まで分解されず、その手前のグルテンペプチドという大きな分子の段階にとどまります。健常者では、グルテンペプチドは小腸を素通りして便中に排泄されるのですが、グルテン不耐症の人はこれに過敏に反応してしまいます。そのために胃痛、胃けいれん、腹痛や便秘・下痢などの症状が現れるのです。

また近年の小麦は、大量生産、安定供給、食感向上のために品種改良がされています。麺のコシやモチモチ感、パンのふわふわ感を高める目的で、現代の小麦に含まれるグルテン濃度は昔の小麦よりもはるかに高くなっています。発酵してつくるパンは古代エジプト時代から食べられていますが、食感が良くておいしくて、大量に生産できる今のパンとは、食べる量も成分もまったく違ってきています。経済や利便性の都合で次から次へと品種改良されていく食品に、私たちの体がついていけなくなっているのです。

さらに重篤な症状となるセリアック病

また、グルテン不耐症よりさらに重い症状を示すのがセリアック病で、ほんの少しでもグルテンを体内に入れるだけで、小腸に重い炎症の数々を引き起こします。セリアック病の人は遺伝的素因によりグルテンペプチドにもともと過敏なため、自己免疫反応によって小腸の上皮組織が攻撃され炎症を起こし、腸絨毛組織が破壊されてしまいます。

これにより、小腸から栄養を吸収できなくなり、食事をしっかり摂っているにもかかわらず栄養失調の状態に陥ります。消化管だけでなく、倦怠感、衰弱、食欲不振をはじめとしたさまざまな症状が現れることがあります。

セリアック病は、単なる食物によるアレルギー反応なのではなく、リーキーガット症候群をはじめとした自己免疫反応やさまざまな症状が重なっている状態です。ジョコビッチ選手のように、自分がグルテン不耐症やセリアック病だとは知らずに、パンやパスタをはじめとした小麦製品を摂っている人は非常に多いとされています。全米では180万人ものセリアック病患者がいるということですが、その大半は自分の病気に気づいていないとも言われています。

日本では、欧米諸国とは違って米が主食であるために、これまでセリアック病の患者数は少ないと思われてきました。しかし、昨今における食生活の欧米化や、「腸もれ」の人が増えている可能性が高いのを見ていると、日本も増加の傾向にあるのではないかと私は感じています。

急激な食生活の変化に、私たちの体はついていけない

ヒトが狩猟採集をして生き延びていた時代と、農業や工業が発達した現代社会では、私たちが口にしているものは大きく違っています。作物の品種改良や遺伝子組み換え、食品添加物を利用するようになったのも、地球やヒトの歴史から見ればごく最近になってのことです。

「腸もれ」やセリアック病などの病気が増加しているのは、このような急激な食生活の変化にあります。そして、私たちの腸内フローラもその影響を強く受けています。

現代社会に入ってから腸内細菌が減少し続けているということは、ここ最近では世の中にも広く知れ渡ってきましたが、これは先進国の話ばかりではなく、発展途上国にも見られています。

アフリカの飢餓が起こっている地域では、「クワシオコア（kwashiorkor）」という栄養失調症状が問題になっています。手足が折れそうなほどにやせているのに、お腹だけがぽっこりと膨れ、脚の浮腫や歯が抜け落ちるなどの症状も見られます。これは、食べ物が炭水化物の摂取に偏って、たんぱく質が不足することで起こるとされています。

ただし、たとえそのような食生活をしていても、クワシオコアが起こる子とそうでない子が存在すると言います。どうもこれは、腸内細菌の違いがカギになるらしいのです。

腸内細菌の組成で栄養状態も決まる

ワシントン大学の研究チームは、マラウイの一卵性双生児317組について調査しました。双子ペアの半分は栄養状態が良好でしたが、43％で双子のうち片方にクワシオコアを、7％は2人ともクワシオコアを発症していました。

研究チームは、片方のみクワシオコアを発症している双子の便を3年間にわたって採取し、腸内細菌の組成が治療の前、間、後でどのように変化するのかを観察しました。

すると、クワシオコアの子は栄養状態が良好な子と比較して、腸内細菌の組成が異なりました。またクワシオコアの子は、栄養補助食品を与える治療によって一時的に栄養状態が良好な子と同じ腸内細菌の組成になるのですが、治療をやめるとまた元に戻ってしまうのです。加えて、腸内細菌を持たないマウスの腸へその双子の便を移植すると、クワシオコアと同様の症状を示しました。

これらの研究から、クワシオコアを発症した子の腸内細菌は異常な組成を持って成長してしまったことがわかりました。結果として、腸内細菌がつくり出す必須アミノ酸を得られず、栄養失調に陥ってしまったようなのです。

私たちが日常の食生活でたんぱく質を食べなければならないのは、この必須アミノ酸を自力でつくる能力を持っていないからです。よって、必須アミノ酸を食物から得たり、それらをつくり出してくれる腸内細菌との共存が必要となります。

たとえ同じ母親から生まれ、同じような食生活や生活環境にあったとしても、人は腸内にそれぞれ違う細菌フローラを持っています。その少しの違いが、成長や発達にまで異なった影響を与えてしまうのです。

糖尿病はじわじわと体を蝕む

糖尿病は、「すい臓が悪くなる病気」だとほとんどの人が理解しています。しかし「すい臓が悪くなり、血糖を下げるホルモンのインスリン分泌量が落ち、血糖が上がる」というような単純な病気ではありません。高血糖は「全身の炎症」に発展し、それに伴って「インスリン」の働きを悪くしてしまうことがわかってきたのです。

糖尿病の人は、全身の血管が軽い炎症を起こしています。炎症を起こしている周囲の細胞では、インスリンがうまく働かない状態になります。その結果、全身の炎症が糖尿病をさらに悪化させるというわけです。

糖尿病の最大の原因とされているのは肥満です。脂肪細胞が肥大化すると、血液中にさまざまな有害物質を出し、血糖値をコントロールする機能を働かなくさせてしまいます。この脂肪細胞が肥大化して出す有害物質は、体内の炎症を助長する物質なのです。

また糖尿病の人は、血液中のＬＰＳという物質の濃度が高いことが知られています。ＬＰＳは腸内細菌が出す毒素の一種です。腸のバリア機能が衰えると、こうした毒素が血液中に漏れ出してくるのです。

つまり糖尿病は「腸もれ」が背景にあるということです。腸もれの結果、生きた腸内細菌ばかりでなく、腸内細菌が出す毒素まで血管内に侵入し、全身の血管に炎症を起こして、これが糖尿病をさらに悪化させるのです。

本当の悪者は、コレステロールそのものではない

全身の炎症の原因は、糖尿病だけではありません。そのほかにも多くの重大な病気の引き金となるものがあります。その代表は「動脈硬化」と「細胞の悪性化（がん）」です。

心臓病や脳卒中の原因となる「動脈硬化」は、血管壁にコレステロールが付着した状態だということを、私も医学生のうちから何度も繰り返し説明を受けてきました。

しかし最近の研究では、血管壁にたまったものはコレステロールそのものではなく、酸化したコレステロールを食べたマクロファージという免疫細胞の死骸だとい

うことがわかってきました。

「腸もれ」があると、あちこちの血管において「異物vs.白血球」の戦闘が起こります。これが炎症です。この炎症で主力を発揮するのが、白血球のマクロファージという細胞です。マクロファージは「貪食細胞」とも呼ばれていて、異物とみなしたものはどんどん食べていきます。

血管内の戦闘現場に集結したマクロファージは、腸から漏れ出た毒素や細菌など、炎症の原因となっている物質を食べて攻撃しますが、それだけではなく、その場の血管壁に蓄積しているコレステロールも食べてしまいます。

ＬＤＬコレステロールが活性酸素により、酸化ＬＤＬとなって血管壁に蓄積することは前章で述べました。これをマクロファージは「侵入者」だと判断して食べてしまうのです。

マクロファージは酸化ＬＤＬを消化することができず、「泡沫細胞（foam cell）」というものに変化して、サイトカインという生理活性たんぱく質を放出して活性します。すると血管内で炎症が起こってしまうのです。

やがて、酸化ＬＤＬをたくさん食べた泡沫細胞は死んでしまいます。その死骸が血管壁に溜まることで、血管の壁が厚く盛り上がり、軟らかくて破れやすい「脂質プラーク」というコブをつくります。コブが大きくなって破れると、補修のために血小板が集まって血液のかたまり（血栓）をつくります。そして、この血栓が心臓の血管に詰まることで心筋梗塞や狭心症に、脳の血管に詰まることで脳梗塞になるのです。

つまり、コレステロールが酸化することがいちばんの慢性炎症の原因であり、体内の酸化を防ぐことができれば、炎症がさらなる炎症を呼ぶような悪循環を断ち切ることができるのです。

どうして肥満はがんになりやすいのか

いま、がんになる日本人がとても増えています。日本人の２人に１人ががんを発症し、3人に1人ががんで死亡しているのです。

かつては、悪性新生物（がん）、脳血管疾患、心臓疾患が3大成人病と呼ばれ、主な死亡原因でした。この3大疾患は現在も死亡原因としては変わりませんが、日本人の高齢化が進んでいることで、がんや肺炎の死亡率が特に上がってきています。がんの発症についても、やはり「慢性炎症」が深く関わっています。

たとえば胃がんは、胃炎が慢性化することでがん発症のリスクが上がります。肝がんも肝炎の悪化により、同様に発症リスクが上がります。結腸がんや直腸がんも、炎症性腸疾患のある人に発症しやすいことがわかっていますし、子宮頸がんはヒトパピローマウイルスの感染で粘膜炎症が起こることで発症リスクが上がるのです。

前章では「センテナリアンは炎症が少ない」ということを述べましたが、「炎症が少ない＝がんになりにくい」ので、センテナリアンは長寿を達成しているということが言えると思います。

また、疫学データによれば、肥満の人はがんになりやすいということがわかっています。肝臓がん、子宮がん、食道がんなど、さまざまながんでこのことが確認されています。

厚生労働省の研究班が2009年に発表した報告では、肥満になると肝臓がんのリスクが2・2倍になるというデータがあります。肥満は喫煙と並んでがんの主要な原因になっているのです。

肥満の人が肝臓がんになりやすいことは以前から指摘されていましたが、発症のメカニズムまでは明らかになっていませんでした。しかし最近になって、腸内細菌が肝臓がんの発症に関わっていることがわかってきました。いったいどんな腸内細菌が肝臓がんをつくるのでしょう。

「デブ菌」はがんも引き起こす

肝臓がんと腸内細菌の関係について研究を行ったのは、日本のがん研究会の大谷直子主任研究員と原英二部長らの研究グループで、英科学誌『ネイチャー』電子版に発表されています。

最近では遺伝子解析の技術が向上して、培養で存在が明らかにされていた腸内細菌の種類や数よりも、実際はもっと多くの種類があることがわかっています。腸内細菌は200種類、100兆個も腸内に生息しているのです。

腸内細菌のなかで最も多いのは「フィルミクテス門」に属する細菌群で、「バクテロイデス門」「プロテオバクテリア門」「アクチノバクテリア門」と続きます。これらの腸内細菌のうち、肥満になると「フィルミクテス門」の腸内細菌が異常に増殖することが確認されています。私はこれを覚えやすいように「デブ菌」と呼んでいます。

肝臓がんを引き起こす原因となっているのは、実はこのデブ菌である「フィルミクテス門」の細菌群だったのです。フィルミクテス門の細菌は腸内で異常に増加すると、消化液である胆汁の成分を細胞老化させる物質へと変化させるのです。この物質が肝臓に取り込まれると肝臓細胞が老化し、老化を起こした肝細胞は発がんを促すたんぱく質を周囲にまき散らします。肝臓がんはこうして発症していたのです。

したがって肝臓がんを防ぐには、肥満を解消することが第一です。脂肪分の多い食品や糖質含有量の多い食品を控え、食物繊維を多く摂っていると肥満は解消されます。肥満がなくなればフィルミクテス門の異常繁殖は減り、腸内フローラのバランスが整い、肝臓がんにならない体になっていきます。

食物繊維は善玉腸内細菌の大好物ですから、食物繊維の豊富な食事をしていると腸内フローラのバランスが良い状態に整えられ、善玉腸内細菌の数も増え、動きも活発化して宿主の命を守る方向に働きだします。つまり「ヤセ菌」を腸内に増やすということです。

慢性炎症は脳にも起きる

自閉症スペクトラム障害（Autism Spectrum Disorder＝ASD）は、子どもの社会的な発達、コミュニケーション能力の発達、想像力の発達などの障害から診断されています。個人によって現れ方がさまざまで障害の区切りが難しく、虹のように境界が連続していることから「自閉症スペクトラム」と呼ばれています。

遺伝子の変異や欠失が関係して発症するものもありますが、多くは発達障害だと言われています。つまり、脳内に何らかの異常が発生している可能性が高いと考えられていました。世界的にも症例数は急増しているのですが、はっきりした原因や治療法はまだわかっていません。

しかし近年、自閉症と腸疾患の関連を指摘する研究が目につくようになってきました。

自閉症を持つ子どもに最も多い健康上の訴えは胃腸障害だと言われています。米国疾病予防管理センター（CDC）によると、自閉症児が慢性的な下痢や便秘を経験する可能性は、健常児より3・5倍以上高いという報告もあります。

米国、アリゾナ州立大学の研究者らは、自閉症児と健常児から採取した便中の腸内細菌を分析しました。すると、自閉症児の腸内細菌の種類がとても少ないことがわかりました。また別の研究でも、自閉症患者と健常者では腸内細菌の種類と数が大きく違っていることが判明しています。

腸内環境の改善が脳を癒す

イタリアでは、自閉症の子どもがセリアック病を併発する割合が特に高いといわれています。そこで、イタリアの科学者たちが自閉症患者の腸を調べたところ、血液中のエンドトキシンの値が著しく高いということがわかりました。エンドトキシンとは細菌が産生する毒素のことです。これが腸から血液中に漏れ出して体内を駆け巡ると、慢性の炎症を起こします。エンドトキシン値が高い自閉症患者ほど軽度の炎症の範囲が広く、自閉症の症状も深刻でした。つまり、腸のバリア機能が損なわれているものと考えられています。

また２０１６年、福井大学子どものこころの発達研究センターの栃谷史郎特命助教授率いる研究チームは、腸内細菌が少ない母親から生まれた子どもに発達障害が現れる可能性があることを、妊娠マウスの実験で示したと報告しました。

発達障害の原因はさまざまにあり、母親の腸内細菌の減少やバランスの乱れはあくまでリスクの一つですが、妊娠、出産の時期にヨーグルトなどで腸内環境を整えることは、リスク軽減や予防につながる可能性があると、研究チームは説明しています。

また米国、カリフォルニア工科大学のイレイン・シャオ博士によれば、コミュニケーション能力の低い自閉症モデルマウスの腸に「腸もれ」の異常が起こり、マウスの血液中に「4EPS」というエンドトキシンが増えていることがわかりました。これは腸内のクロストリジウムという悪玉菌が出している毒素であり、「腸もれ」によって血液中に入り込んでいるのです。しかもシャオ博士が自閉症モデルの腸内環境を改善するために整腸剤を投与したところ、マウスのコミュニケーション能力が改善され、ほとんど正常になったといいます。これはマウスを使った研究ですが、ヒトの自閉症にもこの毒素の流入が影響している可能性を示唆しています。

近年、このように腸内環境と脳の発達についての関連性が多く示されています。脳と腸は大きく離れた臓器であり、それぞれの機能もまったく違うと思われていますが、実は非常に強固なつながりを持っているのです。

腸疾患の治療で「便移植」

クロストリジウム・ディフィシル感染症は、免疫機能が低下している人たちの間で発生することが多く、特に抗生物質を使用している人に頻発します。抗生物質などの摂取によって腸内細菌叢《さいきんそう》のバランスが崩れると、抗生物質に強いクロストリジウム・ディフィシルが腸内で勢力を伸ばして毒素を産生し、下痢、発熱、食欲不振、腹痛、吐き気などの病状を発生させると考えられています。

また、再発を繰り返す人も少なくありません。アメリカでは毎年、この感染症により約1万5000～2万人の患者が死亡しているとの深刻なデータもあります。

スウェーデンのウプサラ大学病院の研究では、クロストリジウム・ディフィシル感染症を繰り返している患者さんの腸内に新鮮な便を注入したところ、腸炎が改善されたという報告があります。また直近では、オランダのアカデミックメディカルセンターで同感染症再発患者42人を対象に健常ドナーの便を十二指腸へ注入したところ、81%が初回の注入で回復したと報告しています。

さすがに人の便を直接自分の腸に入れることをためらう人が多いと思われるため、最近の研究で注目が集まっているのは、ヒトの大便から抽出した腸内細菌のカプセルを服用するというものです。これは2013年10月の『ネイチャー』誌で、カナダにあるカルガリー大学のT.ルイ博士らが発表しています。

カプセルは患者ごとにつくられるオーダーメイドです。健康な家族にドナーとなってもらい、便を遠心分離器にかけたのち腸内細菌を抽出して、それらの細菌をゼラチンでコーティングし、胃の中で消化されないよう工夫されています。このカプセル服用の患者を1年間追跡調査した結果、31人中30人はカプセル服用後に感染症の再発をせず、嘔吐や腹痛などの副作用も見られませんでした。

日本では、慶應義塾大学病院が便微生物移植の臨床試験を行っているとの報告もあります。「便移植」が、普通の治療法として認知される日も近いかもしれません。

便移植は脳にも効く

このように腸内細菌を役立てようという動きが本格化しているなか、「便移植によって認知機能の改善が見られた」という研究結果も報告されています。

バージニア・コモンウェルス大学のジャスモハン・バジャジ准教授は、肝硬変と肝性脳症の患者20人に対して、健康な人の便から培養した腸内細菌を5カ月間にわたって定期的に移植し、その後1年間にわたって患者たちの追跡調査を行っています。

肝性脳症とは、肝硬変などの病気により肝機能が低下し、アンモニアなどの毒性を持つ物質が体内に蓄積され、意識障害や言語障害、思考や性格の変化、物忘れなどを引き起こす病気です。肝硬変を発症した人々のうち約40％が肝性脳症を発症しますが、肝性脳症の初期症状が認知症とよく似ていることから、認知症と誤診断されるケースもしばしば発生し、治療開始が遅れてしまうこともあります。

腸内細菌の移植を受けた人のなかには、肝移植手術を受けた結果死亡してしまう人もいましたが、患者たちの健康状態や入院頻度が腸内細菌の移植を受けていない場合と比べ、明らかに改善していることが確認できたということです。また、20人の患者のうち10人には、認知機能の改善が見られました。

これは、健康な腸内細菌が患者の腸内に棲みつくことで、アンモニアなどの神経毒を出している細菌を除去する機能が回復し、肝性脳症の進行が抑えられたからだと考えられています。肝性脳症によって脳に蓄積されたダメージは、手遅れになると昏睡状態から死に至ることもあるのです。

バジャジ博士は、腸内細菌の移植が将来的に有望な肝性脳症の治療方法になると考えています。便移植による治療の研究動向は、今後も見逃せません。

第五章

健やかに老いる極意

絶望体験が私を変えた

こうして本を書いたり、講演で全国を飛び回ったりと元気に活動している私ですが、何年か前、健康上の悩みから、本当に絶望的な気持ちになったことがありました。

そのときは、しばしば頭痛を覚え、常に気分が晴れず、うつのような状態になることが多くなっていました。気づかないうちに右足を引きずって歩き、講演で話していても、言葉が詰まるようになりました。時々尿失禁までしてしまい、私はとうとう認知症になってしまったのではないか、と心配になりました。

何より辛かったのは、日に日に字が書けなくなっていくことでした。もうこれで私の人生も終わりだ、と絶望的な気分になっていきました。

さすがに周りの人も私の状態を心配し始め、私は勧められるがままに、しぶしぶMRIを撮りにいきました。すると、自分でもまったく予想していなかった「巨大な血腫」が私の左脳を圧迫していることがわかりました。診断名は「慢性硬膜下血腫」で、血腫を抜くための穿頭《せんとう》ドレナージ手術を、その晩に緊急で受けることになったのです。

思い起こせば約2カ月前、自宅で転倒して頭を強打していました。その後、海外出張を続けて3回こなし、それからも休む暇なく講演で毎日飛び回っていたので、自分に現れた症状はすべて忙しさからきた疲れのせいだと思っていたのです。

血腫を取り除いた手術の後、たった一日で文字が以前のようにすらすらと書け、言葉もはっきりと発音できるようになり、気分もすっかり明るくなって、ほとんど元通りになりました。脳が血腫で圧迫されていただけでこんなに身体も精神も弱ってしまい、生きているのが辛く絶望的になってしまうのだと、自分自身で体感したのです。

かしこい脳は、絶望する脳

京都大学霊長類研究所の松沢哲郎教授は、チンパンジー研究の第一人者です。

人間とチンパンジー、双方の外見の違いはもちろんですが、人間には、「想像する能力を活用できる」という違いがあることを松沢教授は説明しています。

霊長類研究所のレオというチンパンジーが、ある日突然首から下が麻痺状態になりました。急性脊髄炎が原因で、スタッフの懸命な看護によって一命は取りとめたものの、まったく動けなくなり床ずれもひどく、57キロあった体重も35キロまで落ちてしまいました。

私たちならこのような状態になれば「このまま自分がどうなってしまうのか不安」「もう生きていても意味がないのではないか」と思うかもしれません。

しかし、レオはまったくめげた様子も見せず、普段と変わらなかったといいます。いたずら好きで、口に含んだ水を近くに来た人にピュッと吹きかけ、それに驚く人を見ると、とても嬉しそうにしていたということです。

このように、チンパンジーは未来を思い悩んで絶望することはせず、「今、ここの空間を生きている」と言えます。

チンパンジーは瞬間的な記憶力は人間よりも勝りますし、目の前にいる親の姿を見ながら試行錯誤で物事を覚えていくことが得意です。ある程度は道具を使いこなし、自分が見渡せる空間範囲の短い時間のなかでは想像力を働かせることができます。ですが、人間のように1年後、10年後、次世代などと、遠い未来を予測して行動をすることはできません。

つまり、人間には想像力があるおかげで、未来の予測や将来の希望を持つことができます。しかし、想像力の使い方によっては、将来への不安や恐怖をつのらせ、世間や他人の目を気にしたり、絶望したりしてしまう原因にもなるのです。

私の場合、脳が血腫で圧迫されていたせいで、うつのような症状が出ていたのだと思いますが、想像は悪い方向にばかり進み、「このまま自分はどうなってしまうのだろう」という思いでいっぱいになりました。

私たちはチンパンジーよりも発達しすぎた脳のおかげで、絶望もする動物になってしまいました。しかし、本来の想像する力というのは、人間がよりよく生きるために進化してきた能力のはずです。

「脳はバカ！」と思えば、手なづけやすい

本書では、世界のあらゆる場所で行った研究を通して、センテナリアンの長寿の秘訣をたくさん述べてきました。

しかし、いくら長寿を達成したとしても、私が陥ったようなうつ状態になってしまったり、寝たきりで自由が利かない状態だったり、体のどこかが常に痛かったりだるかったりしていれば、それは本当に幸せな長寿とは言えないのではないでしょうか。やはり、体も気持ちも元気で、「生きていることが楽しい」と思えるような長寿を達成したいのは誰もが望むことです。

そのためにはどうすればいいのか……。答えはもう決まっています。結局は皆さんが既にご存じの「健康的な普段の生活と運動」がカギとなるのです。

「そんなの、当たり前でしょ」という声が聞こえてきそうなくらい、長寿の秘訣は

単純で誰もが知っているようなものばかりですが、頭で知っていても実際にはほとんど実行されないか、三日坊主、よくても1カ月程度で努力をやめてしまうのが現実です。

つまり、「健康的な普段の生活と運動」を習慣化することが、「生きていることが楽しい」と思える長寿への近道ですが、それを続けることがとにかく難しいのです。どうしてそれが難しいのかというと、現状維持をさせる機能が私たちの体に備わっているからです。これを医学・心理学の用語で「恒常性（ホメオスタシス）」と呼びます。

たとえば、私たちの体温は常に一定の温度を保っています。北国や南国に住む違いはあっても体温に大きな違いが出ることはなく、だいたい35〜36℃で保たれています。このように恒常性は、生命を維持する働きがあります。そして体だけでなく、こころにも恒常性は働いています。ストレスや不安を感じずに快適・安全でいられる状態や、安心して慣れて過ごせる環境を人は好むのです。

この安定した状態でいられる空間のことを「コンフォート・ゾーン」と呼びます。私たちは、このコンフォート・ゾーンにいることでとてもリラックスできるため、無意識にコンフォート・ゾーンを維持しようとしているのです。変化を極端に嫌い、現状維持を最優先にしてしまうのはそのためです。

新しく不慣れなことを嫌い、常にわがままでいつづけ、これまでの習慣に執着する脳は、そんなにかしこいとは思えません。つまり、「バカな脳」を上手に手なづけて、少しずつ「コンフォート・ゾーン」を抜け出すことが、悪習を断って良い習慣を身につける秘訣となるのです。

悪習はどうしてやめるのが難しいのか

私たちは、一生懸命集中しようとすればするほど、気持ちが別の方向へ流されていってしまいます。学生の頃、来週からテスト週間が始まるというときに限って、勉強中に窓の外を見て上の空になったり、今日の夕食は何かなと考えたり、今夜見るテレビのことを思ったりと、誰もが経験をしているはずです。

これは、先に述べた恒常性と同様、人間の脳に組み込まれた原始的なプログラムのせいであり、脳は報酬を求めるようにできているからです。

「オペラント条件付け」という言葉を聞いたことがある人もいるかもしれません。ウィキペディアの説明によると、報酬や嫌悪刺激（罰）に適応して自発的にある行動を行うように学習することを言い、行動主義心理学の基本的な理論であると記されています。

簡単に説明しましょう。目の前においしそうな食べ物があるとします。私たちの脳は生存本能から「食べて生き延びなければならない」と体に命令します。食べ物を口に入れたいという衝動が起こり、手が食べ物に伸びて口に運び、食べておいしいと思い満足します。

これが、糖質や脂質の多く含まれるものだったとすると、脳は特に喜びます。なぜなら、脳はエネルギーを大量に消費する器官だからです。

脳は常に快楽を追求する

脳は私たちが1日に消費する約2000キロカロリーのうち、脳の活動には500キロカロリーも費やされています。脳は体重の約2%にしか満たないのに、1日の消費カロリーの25%分も使っているのです。

だから脳は、油ものや甘いお菓子を食べたときに「こんなにおいしくて、簡単に多くのカロリーが摂れるなんて、なんていい食べものなんだ！」と感動します。そして「今食べたものは何か、どこで手に入るのか、絶対に忘れてはいけない」と脳に記憶として刻み込むのです。

このことを専門用語で「三項随伴性」と言います。脳内で強固に記憶し、そのプロセスを次回も繰り返す行動のしくみです。「食べ物を見る」「食べる」「気分が良くなる」、という一連の流れは、

「先行刺激」→「行動」→「結果」

と表すことができます。

これが1回の行動だけで済むのであれば、食べすぎたり、飲みすぎたりすることはないのですが、それで済まないのがこの「オペラント条件付け」の悩ましいところです。

次に脳はこう考えます。「ああ、悲しくて辛いことがあった。考えなければならないことが山ほどで疲れた。そうだ、前にあの食べものを食べたとき、とても幸せな気分になったな。あれを食べたら今も気分が良くなるんじゃないかな？」と。

だから悲しいことがあったり、嫌なことがあったりしたとき、食べたり飲んだりして気を紛らわせてしまうことが多いのです。

この場合、「先行刺激」は「食べものを見る」ではなく、「悲しい気分、嫌な気分」という違いがあります。だから、私たちは食べものを見なくても、つい食べたくなってしまうのです。

このしくみは、喫煙やドラッグがやめられないという人にも当てはまるため、依存症復帰プログラムの多くは、オペラント条件付けによる学習のしくみを基礎にして、行動療法として利用されています。

このように、もともとは生き延びるための体のしくみが、逆に私たちの体を痛めつける原因ともなってしまっているのです。

悪習を断ち切るマインドフルネス

マサチューセッツ大学メディカルスクール准教授であるジャドソン・ブルワー氏は、「癖や習慣は、もともと人に備わっている、報酬に基づく学習プロセスの一環である」と説明し、「悪い習慣で形成されたこの学習プロセスから抜け出すには、悪習にとらわれた結果を客観的に見据える」ことが大切だとしています。

つまり、衝動的に何かをしたくなったとき、その衝動にされるがまま行動をとるのではなく、自分の中で起こっている変化を客観的に注意深く観察するのです。これを「マインドフルネス（mindfulness）」といいます。

マインドフルネスという用語は、パーリ語の「サティ（sati）」の翻訳であり、この言葉をウィキペディアで調べると、「今、この瞬間の体験に意図的に意識を向け、評価をせずに、とらわれのない状態で、ただ観ること」と説明されています。

今では、グーグルやフェイスブック、インテル、アップル、ゴールドマン・サックスなど、欧米の大手企業がマインドフルネスを社員教育や人材育成に取り入れていて、世間的に注目が集まっているのです。

たとえば、「仕事で嫌なことがあってイライラし、お菓子が無性に食べたくなっている」とします。

ここで、無理やりお菓子のことを考えないようにしようとすると、多くの場合失敗してしまいます。逆にお菓子のことしか考えられなくなってしまいます。

そこで、強制的に思考を排除するのではなく その思考に対して好奇心を持つようにするのです。「お菓子を食べたい！」という衝動にいちいち反応したり判断したりするのではなく、「その衝動によって自分の気分がどのように変化していくのか、関心を持って観察する」のです。

「マインドフルネスで大事なのは、関心を向けること」と、ブルワー准教授は語っています。移り行く一瞬一瞬のなかで、自分の体とこころに起こることのすべてを敏感に感じ取ろうとすること。良からぬ欲望を遠ざけようと焦るよりも、自分自身の体験に意識を向けようとする意欲。これらの体験に意識を向ける意欲の土台となっている好奇心には、満足感をもたらす性質があるということです。

そして、好奇心を持つことにより、欲求の正体は身体感覚（緊張、不安、そわそわ感）に過ぎないと気づきます。この身体感覚は現れたり消えたりする自分の中の小さな体験であり、そのつど自分で制御することも可能です。つまり、好奇心を持つことによって、不安から来る反射的な習慣行動から抜け出し、あるがままの自分を認められるようになるのです。

衝動的に何かをしたくなったときには、その衝動に気づき、それに関心を持ち、手放す喜びを感じる、これを繰り返します。すると、うわべだけで「お菓子は太るし体に良くない」と考えている状態が、知恵に変化していくのです。

マインドフルネスで、脳の中に何が起こっているか

私たちの脳には「扁桃体」という部分があります。ここは、「恐怖」や「不安」や「怒り」などのネガティブな感情と身体感覚に密接に関わる器官で、簡単に言えば、恐怖の記憶の形成と貯蔵作業をするところです。この扁桃体が絶えずストレスにさらされていると、徐々に大きくなってしまい、その結果、小さな不安や恐怖に対しても敏感に反応し、コルチゾールというストレスホルモンが分泌されやすくなります。

その扁桃体が暴走しないようにブレーキをかける働きをしているのが、脳の「前頭前野」です。ここは、私たちヒトの体でいちばん最後に現れた、最も発達している領域です。

そのため、人として理性のある行動や、未来への計画、過去や自己への内省、注

意の選択と集中など、高度な思考の多くは「前頭前野」が担っていると考えられています。つまり、先の「お菓子を食べないように我慢しなきゃ」と行動を制御するのはこの部分です。

問題なのは、この前頭前野が、強いストレスがあることで無力になってしまうことです。私たちがついイライラして怒鳴ってしまったり、ご飯やお菓子をむちゃ食いしてしまうのは、ストレスや疲れがたまって前頭前野の働きが弱まり、認知的制御が利かなくなってしまうからです。前頭前野が働かなくなることで、それまで意思で制御していたことが、あっという間に過去の悪習慣に逆戻りしてしまいます。

しかし、マインドフルネスを実践することで、悪習にとらわれている自分を客観的に見つめ、悪い習慣から形成された脳の学習プロセスに動かされている自分を自覚できるようになります。

前頭前野の中でも、特に内側の領域である「内側前頭前野」は、扁桃体のコントロールに直接関わっていて、恐怖の消去をする役目も担っています。また、「外側前頭前野」は、物事を客観・理論的に、バランスのとれた視点から観察することができる部分です。

マインドフルネスで脳の外側前頭前野の機能が活性化されると、思考、感情、状況に左右されず観察することができるようになります。これがこころを強くし免疫力を向上させ、記憶力や仕事の効率アップにつながっていきます。

マインドフルネスは、一瞬で効果が出るようなものではありませんが、時間をかけて少しずつ自分の行動の結果への自覚が深まるにつれ、自然に昔の悪習慣が離れていき、新しい良い習慣が形成されていくのです。

ある実験では、瞑想の達人の脳を調べたところ、神経網の一部の自己参照処理機能である「デフォルトモードネットワーク（ＤＭＮ）」が活性化していました。仮説によれば、ＤＭＮの一部の領域である後帯状皮質と呼ばれる部分は、必ずしも人が強い欲求を抱いたときではなく、欲求にとらわれているときに活性化するため、私たちはこれにだまされるそうです。逆に、その衝動から距離を置いて、自分に起こっている変化をただ注意深く観察することで悪い習慣のプロセスから抜け出せば、後帯状皮質の興奮は収まるということです。

環境を変える大切さ

私たち生物をコントロールしているのは遺伝子だけではなく、環境の力も大きく働いています。進化の方向も環境によって変化しているのは周知の事実です。

この環境によって変わり得る生命の神秘は、今日の近代的な科学の力で初めて明らかにされたというわけではありません。千年以上も前から、仏教やキリスト教のような導師が私たちに語りかけているのです。

マハトマ・ガンディーは、次のように語っています。

信念が変われば、思考も変わる
思考が変われば、言葉も変わる

言葉が変われば、行動も変わる
行動が変われば、習慣も変わる
習慣が変われば、人格も変わる
人格が変われば、運命も変わる

人生をコントロールしているのは、生まれ持った遺伝子だけではなく、環境や思考だということをガンディーは述べているのです。確かに、人格が素晴らしいと思える人と付き合っていると、自分も穏やかになって人格が良くなります。習慣を変えるだけで人格も変わることは、私たちの生活でもよく見られる現象です。

私たちは、こんなに周りに影響を受けている

周囲の環境が人にどのくらいの影響を与えるのかについて、次のような調査があります。

①日々接している家族や、友人の誰かが喫煙者の場合、あなたが喫煙者になる確率は61％
②友人が太っていると、あなたの太る確率は57％
③親友が活発な人であれば、あなたも活発になる確率は約３倍
④親友が健康的な食生活を送っている人なら、あなたが健康的な食生活になる確率は５倍以上
⑤毎日ウォーキングをしている人が親友であれば、あなたがウォーキングを継続する確率ははるかに高い

なんと、長く一緒にいることで、顔まで似てくるという研究結果もあります。

ミシガン大学のロバート・ザイアンス博士の研究グループは、結婚して25年以上が経過している夫婦に頼んで、現在の写真と、25年前の新婚当時の写真を持ってき

てもらいました。そしてその写真を、それらの夫婦たちとまったく面識のない110人の大学生に見せ、「類似の組み合わせ」をつくってもらいました。すると、新婚当初の写真では統一性がない組み合わせが多かったのに対し、25年以上経った現在の写真では、本当の夫婦の組み合わせが増えたといいます。

脳にはミラーニューロンという、真似をすることで共感力を高め、つながりを感じる神経細胞があります。表情やふるまいを無意識に真似ているうちに、夫婦の顔が似てくるのかもしれません。このようにあなたは知らず知らずのうちに周囲の環境から大きな影響を受けているのです。

私は食事でレストランに入ると、周りの人がどんなものをどのくらい頼んで食べているかを観察してしまうクセがあるのですが、確かに大食いの人がテーブルに一緒にいると、つい連れの友人も多く注文してしまう傾向があるように思います。

健康を維持するためには、食べものの内容に気をつけるのは当然ですが、一緒に食べる人など周りの環境を選ぶことにもかなりポイントがありそうです。

ネズミも笑って元気になる

私は講演で話をするとき、「笑うと免疫が高まる」ということをいつも強調しています。笑うとＮＫ（ナチュラルキラー）細胞の活性が顕著に高まるばかりでなく、他の免疫機能もおしなべて活性化することがわかっているからです。

だから講演のときは、頑張って会場の人たちを笑わせて免疫力を上げてもらおうと努力しています。もし、私の講演を聞く機会がありましたら、つまらないギャグであっても無理してでも笑ってください。それがお互いの幸せと健康につながるというものです。

さて、「笑う」という現象は、動物でも起こっているのでしょうか。

このことは、大きな脳を持つことができた人間だけの特権だと思っていましたが、どうも違うようなのです。最近の研究では、ネズミをはじめ、多くの動物が笑うことが明らかになっています。

ワシントン州立大学の神経学者であるジャーク・パンクセップ教授は、コウモリの発するような超音波を測定できる音響装置でネズミの鳴き声を測定したところ、2種類の異なる声を出していることを発見しました。

楽しそうに遊んでいるネズミは、普段は出さない約50キロヘルツの高音域で、笑っているような声を出していました。ただしこの声は、音域が高すぎて私たち人間の耳では聞くことができません。

パンクセップ教授は、人間に慣れているネズミを選び、そっと仰向けにしてお腹やわきの下をくすぐってみました。そうするとネズミは、例の笑い声、つまり50キロヘルツの声を出しました。ネズミをくすぐることで、私たちには聞こえない音域の声を出して笑うことを確かめたのです。

よく笑うネズミはよく遊びます。そのネズミに、よく笑うネズミと真面目なネズミとどちらか好きなほうを選ばせると、よく笑うネズミを選ぶ傾向があるそうです。

人間の子どもは1日300回も笑うそうですが、大人になるとわずか17回です。

ネズミも人間と同じで、仔ネズミのほうがよく笑い、歳をとるにつれて笑わなくなります。

他にもいくつかの特定の状況で、ネズミが笑うような幸せな声を出すことが確認されています。食べ物が手に入りそうなとき、交尾しているとき、そして授乳中の母ネズミが仔ネズミと一緒にいるとき、母も子もこの笑い声が一段と高まるということです。

人間同様、ネズミでも笑うと免疫力が上がるという研究結果が報告されているため、母子での愛着経験がある仔ネズミほど、免疫力も高まっていると考えてよいでしょう。

笑いの効用は、笑っちゃうほど簡単に得られるのです。

若者が好奇心旺盛なわけ

ヒトの思春期は第二次性徴の起こる時期でもあり、身体もこころも不安定です。

そして思春期の特権といえば、強い好奇心です。そのなかでも、進んで新しい物、経験、冒険を求める気質を「新奇性追求（novelty seeking）」と言い、通常では成人となる20歳前後をピークとして、年齢とともに減退していきます。歳をとるほど保守的で頑固になると言われるのはそのためです。

ただし、好奇心や新奇性追求が限度を超えると、命を危険にさらす可能性も高くなります。どこの国でも思春期の12歳から19歳までの死亡率が高く、特に男性では顕著なようです。

思春期はホルモンや神経伝達物質の分泌も増え、それらの受容体も活発に働いています。なかでもドーパミンと呼ばれる神経伝達物質は、快の感情と深く関わっています。それが新奇性追求と大いに関係があったのです。

２０１０年5月、米カリフォルニア大学ロサンゼルス校のジェシカ・コーエン氏率いる研究チームは、思春期の子が危険に走りやすいのは脳内伝達物質のドーパミンが関連していると、『ネイチャー・ニューロサイエンス』誌上で発表しています。

研究チームは、被験者45人を子ども、若者、成人の年齢別に3グループで分けて実験を行いました。テレビ画面に表示されるそれぞれの画像について、架空の2大学が販売しているとしたTシャツの模様と一致するかどうかを答えてもらい、正解した場合には5セントか25セントの報酬を与えました。

この間、機能的磁気共鳴断層撮影（ｆＭＲＩ）を用いて、神経信号に対する被験者の脳血流変化などを調べたところ、10代の若者グループでは報酬を受け取った際、脳内の快感物質ドーパミンに反応する線条体が明るくなることが確認されました。そしてその明るさは、子どもや成人グループよりも強く現れたのです。

コーエン氏は、思春期の若者では予想外の利益を受けたとき、脳内の神経反応がほかの世代よりも強くなることが証明されたと説明し、ドーパミンの影響による可能性が高いと見ています。

またコーエン氏は、10代の脳内では運動機能に大きく関係する線条体は完全に発達している一方、自分の行為をコントロールする前頭葉が未発達だとする科学者らの見解を紹介した上で、「報酬に対する反応の感度は10代の若者も成人も同じですが、成人の場合は、行動する前に再考や自制したり、責任ある行為を心がけたりすることができます。しかし若者たちにはそれは無理なようです」と結論付けています。

思春期の危険な経験は宝

米ワシントン大学の医学部教授であるロバート・クロニンジャー博士は、ヒトの脳内にある神経伝達物質とヒトの行動特徴に関連性があるという理論を発表し、「新奇性追求」はドーパミンに関わる遺伝子と関係があると報告しています。

これは、ヒトだけに限ったことではないようです。では、動物や昆虫の場合、子どもから大人へと成長する期間はどれくらいなものなのでしょうか。

イエバエは約1週間、ベルベットモンキーは4年間、ゾウでは15年間が子どもから成人になるまでの移行期です。この間は人間と同様、動物や昆虫にとっても重要な時期となります。

ベルベットモンキーでも、そばに変わった品物を置くと真っ先にやってきて調べるのは若手です。成鳥のキンカチョウは人間の気配を感じるとすぐに逃げてしまうのに、若いキンカチョウは人の手に近づき、差し出した指にとまったりもします。

また、イギリスには「好奇心が猫を殺す（Curiosity killed the cat）」ということわざがあります。ご存じのとおり、子猫は何にでもじゃれたり覗き込んだりかじったりと好奇心いっぱいですが、それが人間の思春期と同様、度が過ぎると命の危険性があることを示唆する言葉です。

しかし、この新奇性探究こそ生きていく上で非常に大切であり、その経験は宝物となるのです。

本書の第一章では、現代人になればなるほど、若いときの性質を持つ期間が長くなってきている「ネオテニー現象」が起きていると述べました。若い期間が延びることで、歳をとっても思春期に見られるような柔軟性と適応力を発揮でき、これから先に始まる100年ライフを上手に生きられるように人は進化を始めているのかもしれません。

そしてそれは、こころの免疫力ともいえる「レジリエンス」にも関わってきます。

レジリエンスは「こころの免疫力」

「レジリエンス」という言葉が特に注目されたのは、オバマ大統領による２０１１年の一般教書演説、２０１３年の第２期大統領就任演説のときでしょう。オバマ大統領は、米国の不屈なる回復力をこの言葉で語っていました。

レジリエンスは当初、物理学で「弾性、復元力」を意味する用語でした。そのうち心理学や精神医学の分野でも使われるようになり、

「困難な状況にもかかわらず、うまく適応できる力」

「ストレスフルな状況や逆境に陥ったときでも、それを乗り越えて回復していく力、あるいはその回復過程」

を指す言葉となりました。イメージとしては「しなやかな」「柔軟性のある」と

いうものでしょう。

早稲田大学文学学術院の小塩真司教授をはじめとする研究チームは、大学生を対象に調査を行い、精神的回復力尺度を作成しています。研究の結果、レジリエンスの構成要素は「新奇性追求」「感情調整」「肯定的な未来志向」の3つとなりました。

これらの要素がプラスであると、レジリエンスが強いことがわかっています。

また、過去に辛い経験をしているかどうかはレジリエンスに無関係であり、過去に苦痛を経験したにもかかわらず自尊心を高く持っている人は、同様な経験をして自尊心が低い人よりも、精神的回復力が高いことが明らかにされています。

つまり、新奇性追求は「折れにくい、しなやかなこころ」をつくる必須要素なのです。

思春期を過ぎてからの人生は長く、悲しみや喜びを含むライフイベントも数多く待ち受けているなか、身体は確実に老化していきます。仏教の言葉でも「一切皆苦」という言葉がありますが、私たちの苦しみとなるストレスは生きていく上で絶対に避けられません。

しかし、新奇性追求の心と自尊心を養っていけば、その苦しみにも柔軟性をもって対応できます。それはまるで、体に備わっている免疫力のようです。

思春期に、たとえ命の危険があっても新奇性追求のこころが芽生えるのは、若者は単に身の程知らずだという単純な話ではなく、長い人生をなるべく苦痛なく生き抜くために身につけた、生物の知恵だったのでしょう。

「まだ」が与える可能性

スタンフォード大学の心理学教授、キャロル・ドゥエック氏は、ＴＥＤ（テド・カンファレンス）で「しなやかな思考態度（growth mindset）」と「硬直する思考態度（fixed mindset）」について語っています。

シカゴのある高校では、卒業に一定の単位修得が必要なのですが、試験に合格できない場合、生徒は「failed（不合格）」ではなく、「Not yet（未合格）」という成績を手にするということです。

たとえば、人生において挫折を味わったとき、「絶望的」「失敗」と思うことで、目的に到達することはないと思ってしまい、それ以上努力するのをやめてしまいます。

そこで、ドゥエック氏は「Not yet（まだ）」と考えるべきだと言います。すると「成功するにはどの部分を集中的に努力すればいいか」と前向きな思考になれるのです。

もし「不合格」なら、自分は「ダメだ」「もうどうしようもない」と思いますが、手にした成績が「未合格」だったら、自分はまだ学習曲線上にいると考えるため、未来（〝未だ〟来ず）へ続く、この先の道を与えてくれます。

また、常に自分の能力が他人に査定されていると思うと、自信を維持するのは困難です。しかし、「Not yet」の考え方をしてあげることで、その人の可能性に余地があるということを認め、より大きな目的に向かって邁進するというやる気を起こさせてくれます。

父が学校に怒鳴り込んだワケ

このことで思い出したのは、私が小学生のときの父でした。

その頃の日本は終戦直後で、食べものが本当に不足していました。私は小さいときは体の弱い子どもで、いつもお腹を空かせていて、体は痩せてひょろひょろでした。父は国立結核療養所の所長でしたが、親が医者であろうとも、どの家も生活に困窮していた時代でした。

そんな頃、私は小学校で健康診断を受けました。健康診断の結果が返ってきたので見ると、通知表には「栄養不可」と書いてありました。

私は家に帰ってそれを父に渡しました。すると、通知表を見るなり父は突然激怒して、即学校に飛んでいきました。

「栄養不可とはなんだ！　栄養不可ではなく、栄養不良だろうが！」と父が校長先生と村医を相手に凄んでいたのを覚えています。

子どもの私には、その言葉に何の違いがあるのか、父が怒る意味もまったくわからず茫然としていましたが、父はきっと「Not yet」のことを言っていたのだと思います。きっと、これから私の栄養状態が良くなって、元気に成長する姿を想像していたのでしょう。

私たちはともすれば「成功」という最終結果にばかり注目してしまい、「あの人は才能があったから成功したのだ」と単純に考えてしまいがちです。しかし、実際に成功した人は、幾度も問題に直面しながらそれを克服しているのです。ただ、その努力する姿は他人には見えづらく、仮に努力を認めたとしても「私にはできない」と多くの人が否定してしまいます。

成功を収めたければ、絶えず新しいことに挑戦し続けなければなりません。そこには失敗はつきものであり、その失敗をフルに生かさなければ成長はありえません。

そのためには各人の可能性を認め、努力、やり方、集中力、忍耐力、進歩、これらのプロセスを称賛することが、強くて「しなやか」な人を創るのです、とドゥエック氏は語っています。

「他者が望む人生」ではなく、「私の人生」を生きる

米国の心理学者A・マズローは、人間の欲求を5段階の階層で表しました。

根底にあるのは「生理的欲求」で、これは生命維持のための食事、睡眠、排泄などの本能的欲求です。次の段階には「安全欲求」があり、これは身体的、経済的な安定を求める欲求です。

さらにその上には「所属欲求」「承認欲求」「自己実現欲求」と続きます。最初の4つの欲求は「欠乏欲求」としてまとめられ、人はこれらを満たすことができなければ「自己実現の欲求」段階へと進みにくいとされています。

少し前、書籍『嫌われる勇気』がベストセラーになり、多くの人の共感を得て話題となりましたが、その「アドラー心理学」を生み出した精神科医、心理学者のアルフレッド・アドラーは、承認欲求を否定しています。

それは、他者に認められたいがために、他人の視線を気にして期待に応えるように生きることで、最終的には他者の人生を生きることになってしまうからです。すべての人に嫌われないように振る舞うことは、みずから不自由になることなのです。

このことがよく理解できる、ある寓話があります。

ある村に働き者の兄弟が暮らしていました。

兄弟は、畑でつくった野菜をロバにたくさん積んで、町に売りに行きました。そして野菜を全部売った兄弟が、家路を帰っていたときの話です。

歩いていると、一人の旅人とすれ違いました。その旅人は、兄弟たちを見てこう言いました。「なんと要領の悪い兄弟だ、ロバの背が空いてるじゃないか。ロバに何も載せないなら、どちらかが乗ったらいいのに」。言われてみればその通りだと思った兄は、自分がロバに乗って、弟に手綱を引かせました。

すると、二人目の旅人が近づいてきて、「兄のくせに、幼い弟を歩かせるとは、思いやりのない奴だ」と言いました。兄はすぐにロバから降りて、遠慮する弟をロバに乗せ、自分が手綱を引きました。

次に、三人目の旅人が近づいてきて、「弟のくせに年上の者を敬う気持ちがないのか！」と言いました。びっくりした弟は、急いでロバから降りました。

会う旅人ごとにいろんなことを言われる二人は考えました。「そうだ、二人一緒に乗れば誰からも文句を言われない」。兄弟は小さなロバの背に乗り、家路を進みました。

すると四人目の旅人が近づいてきました。今度こそ何も言われないだろうと思っていた兄弟に、「小さなロバに二人も乗って、ロバがかわいそうだ。動物虐待だ！」と旅人は言い放ちました。

兄弟は何がなんだかわからなくなってしまい、そして、とうとう二人でロバを担いで帰っていきました。

この兄弟のように、他人の意見に従ってばかりいると、自分で考える力や問題に対処する力が養えず、能力や才能を伸ばす妨げになってしまいます。自分で考え、答えを出して行動に移すことが個性をつくり、自分の生きる環境を改善することにつながるのです。

「重力問題」にはまり込むなかれ

とはいえ、私たちの人生は、解決しようのない問題にも必ず直面します。

スタンフォード大学でデザイン・プログラムのエグゼクティブ・ディレクターを務めるビル・バーネット氏は、著しく対処不可能な問題を「重力問題」と名づけました。

バーネット氏は、重力問題で悩むことがどういうことか、面白い例を挙げています。

「大問題を抱えて困っているの」

「どんな問題だい？」

「重力よ」

「重力？」

「そう。頭がおかしくなるの！　どんどん体が重くなる。自転車で坂を上るのもきついし、どうしても消えてくれないのよ。どうしたらいいと思う？」


こんなこと、悩んでもしょうがないと思いますが、しばしば私たちも似たような悩みを抱えていることがあるのです。

「生まれた家が貧乏でした。もっとお金がある親元に生まれていれば幸せだった」

「自分の顔が嫌いです。あのきれいな女優さんと同じ顔になりたい」

このように、解決がとても難しい問題について、いつまでもくよくよと考えてしまって、重力に必死で逆らっているようなことはないでしょうか。

重力問題には二種類あって、絶対に対処できない問題と、実質的に対処できない問題に分けられるそうです。

「これらはすべて『重力問題』であって真の問題ではなく、状況であり、環境であり、現実である。重力問題に解決策はありません」と、バーネット氏は言います。

そこで、解決策のない重力問題と向き合う唯一の道があります。それは「現実から目を背けずに、受け入れること」、そして「困難な現実を前にしてもできることは必ずあり、それを見つけて行動をとる」ということです。

このことは、アメリカの神学者、ラインホールド・ニーバーが伝えたとされる「ニーバーの祈り（Serenity Prayer）」にも表されています。

神よ、願わくばわたくしに、
変えることの出来ない物事を受け入れる落ち着きと、
変えることのできる物事を変える勇気と、

その違いを常に見分ける知恵をさずけたまえ

大事なのは、「いま、ここ」の現実をしっかり見つめ、対処不可能な問題についつまでもこだわるのを避け、とにかく今の自分にできることは何かを考えて行動をすることです。

さて、言うは易し、行うは難しです。そこで、このことについて活用できそうな、ある有用なメソッドをひとつご紹介します。

ビジネスや勉強で目標達成をするための考え方に、「ＰＤＣＡサイクル」というものがあります。ＰＤＣＡとは、計画（Plan）、実行（Do）、検証（Check）、行動（Act）の頭文字をとったものです。ＰＤＣＡはこの４つの要素を繰り返すことで、業務を改善しながら目的達成をしていきます。

これとは少し違った理論に、「ＯＯＤＡ《ウーダ》ループ」というものがあります。これは、アメリカ空軍のジョン・ボイド大佐が提唱した意思決定の理論で、適切な意思決定を行うための手法だとされています。

ＯＯＤＡは、観察（Observe）、方向付け（Orient）、意思決定（Decide）、行動（Act）の頭文字から命名されていて、この要素を繰り返すことで、適切な意思決定と行動ができると言われています。

刻々と状況が変化する戦場では、一瞬の判断の遅れが死につながります。誰かの指示を待っていることはできません。ＯＯＤＡでは、観察で状況変化に気づき、そこから判断し、決断し、実行して、また観察に戻るという繰り返しをします。戦場で生まれたＯＯＤＡは、状況判断に重きを置いて、想定外のできごとにも臨機応変に対応できるメソッドなのです。

人生は決して、計画通りにはいきません。むしろ、想定外のことのほうが多いかもしれません。加えて、正しい答えがあるわけでもありません。このような永久に答えが出ない問題に対し、私たちはより良く生きるため、ひたすら前進を続けるしかありません。

つまり、私たちの人生は、誰かと勝負して勝ち負けを決めるものではなく、この「OODAループ」をまわすように、常に現実を観察しながら、自分で意思決定をしていくロールプレイングゲームなのです。

「老年的超越」とは何か

高齢になるとともに、体のさまざまな機能が徐々に衰えていくのはごく自然なことですが、そうなっていく姿を身近で見ている若い人は「だんだん不自由になっていくのは怖いこと」と思ってしまうかもしれません。

これまで述べてきたような超高齢社会を迎えた日本の現状や、要介護・認知症リスクのことばかりを考えてしまうと、長寿は歓迎されるものではなく、むしろ「老後の不安」を増大させることになってしまいます。

しかし、高齢者は、その身体機能の衰えとは逆に、精神的な健康はむしろ良くなっていくという、一見矛盾するような現象が諸外国で報告されています。

この「歳をとるにつれ、目の前の現実世界から、頭の中の精神世界に重きを置くようになる変化」について、「老年的超越（gerotranscendence）」という造語をつくって説明したのは、スウェーデンの社会老年学者ラーシュ・トーンスタム博士です。

トーンスタム博士は、「宇宙」「自己」「社会」との関係という3つの領域について、老年的超越を説明しています。

「宇宙」は、自分の命が過去から未来への時間の流れの一部であることを認識し、過去の世代と未来の世代とのつながりを強く感じるようになるとしています。加えて、時間や空間、生と死の認識も変化し、宇宙という大きな存在につながっていると考えるようになります。

「自己」は、自己中心的な考えが弱まるにつれ、これまでの人生や自分の人格を受け入れる新しいものの見方をするようになり、他者を大事にする利他性が高まるとされています。

「社会」は、過去の社会的な役割や地位に対するこだわりがなくなり、表面的な社交ではなく、孤独を好んだり、付き合う人を選ぶようになります。また、善悪を決めつけず、両方を受け入れる寛容さなどの特徴があるとされています。

つまり、私たちが想像している老後の心理状態と、高齢者の実際の心理状態は異なっているということです。

大阪大学の権藤恭之准教授は、東京都健康長寿医療センター研究所、慶應義塾大学と共同で、延べ３０００人を超える高齢者の調査をしています。その結果では、老年的超越が強まるにつれ「幸福度」も上昇していました。これらの変化の程度には個人差がありますが、80～90歳にかけて顕著になっていくといいます。

権藤准教授は、「老年的超越は、50代くらいから加齢に伴って徐々に進んでいくけれども、何か辛い状況やネガティブなできごとがきっかけで、一気に進むこともあるのではないかと考えています。人間の心の在り方とか、幸せの在り方というのは、若いときから徐々に変化をしていき、高齢期になっても、ずっと発達し続けている」と述べています。

ただ私は、わが国の高齢者を見ている限りでは、必ずしもそうではないように感じます。「周りに合わせる」「忖度をする」「嫌われないようにする」ような、協調を重んじる国民性を持つ私たちが老年的超越の境地を得るためには、あることに向き合うことが必要になってくるのです。

サクセスフル・エイジング（幸せな老い）に必要なこととは

「老年的超越」がすべての人の老後に保証されているとすれば、長生きすることへの不安はいくらか和らぐかもしれません。しかし、いくつかの調査では、私たちの国においてはそう単純なものではないということも示されています。

内閣府が発表している「平成20年版国民生活白書」では、アメリカと日本での幸福度推移の違いについて調査しています。

その結果からは、日本人は67歳を底にして79歳にかけて幸福度はほとんど高まらず、年齢が高い人のほうが自分は不幸だと考えていることがわかります。

日本人の幸福度は高齢になっても上昇しない

●年齢による幸福度の推移●

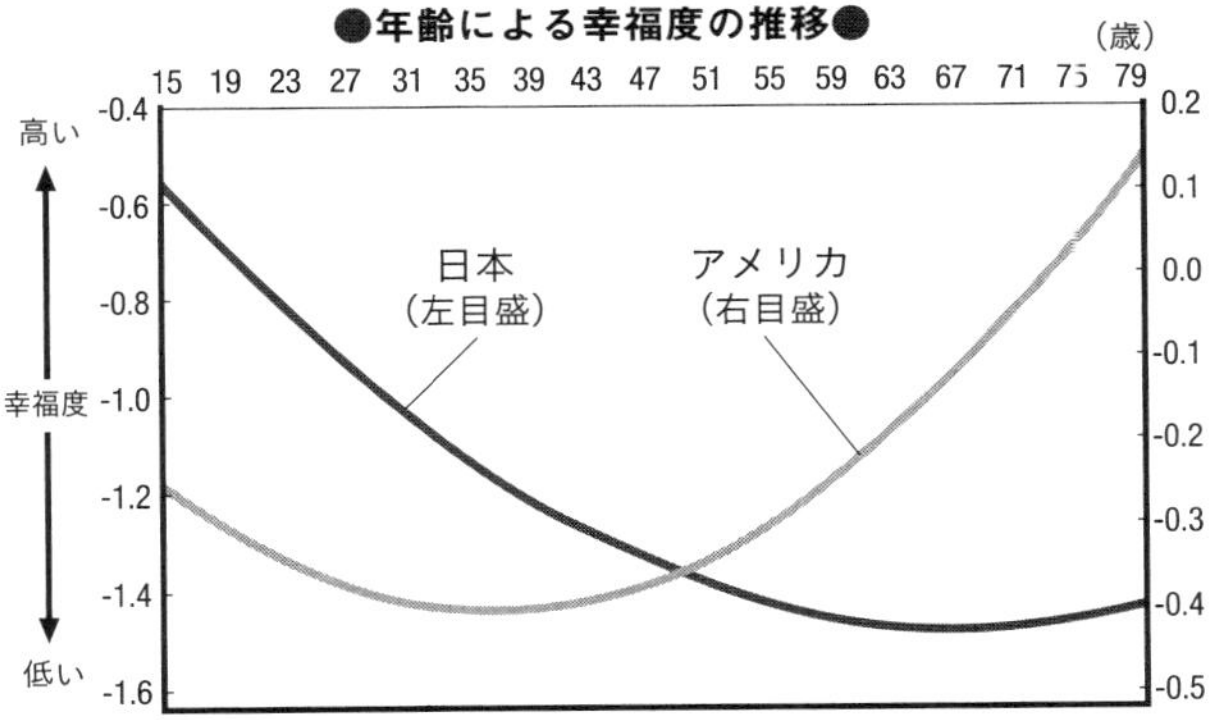

出典：日本人の幸福度に関する分析／平成20年版国民生活白書／内閣府

また、特定非営利活動法人「老いの工学研究所」は、45～91歳までの576人に対して「死生観に関するアンケート調査」を行いました。

アンケートでは、「死後の世界はある」「命より大切なものがある」「死について真剣に考えるきっかけがあった」の3項目について、年代が上がるほど減少していて、死に対する考え方や姿勢、また信仰心も年代による顕著な差は見られませんでした。

そして、「死に対する恐れがない」と答えた割合も、75歳以上で64%に過ぎず、

3人に1人が死への恐れを持っていることがわかりました。

つまり、わが国の高齢者は、高齢期に見合うような成熟をしていない（考え方、価値観が中年世代と変わりない）か、目前に迫っているはずの死としっかり向き合っていない可能性があるのです。

ただし、個人主義で自尊心に重きを置く欧米と比べ、私たち日本人は協調性や思いやりなど、周囲との関係性に重きを置く人種でもありますから、「人に認められ、人に迷惑をかけずに生きている」ことが高齢者の幸福度に大きく関係しているのかもしれません。

先のアンケートをとっている「老いの工学研究所」では、理想とする生き方をされている高齢者を「向齢者」と呼んでいるといいます。「向齢者」とは「齢に向き合う者」という意味で、年齢に抗う「抗齢者」ではなく、老いを受け入れ、しっかりと向き合って生きる姿を言うそうです。

これからの超高齢社会では、孤独になってしまったり、また身体の衰えで人の支援を受けなければいけなくなったりなど、周りの状況が変化していっても幸福と感じているほうが上手に生きやすいでしょう。そのためには、中年世代のうちから精神的な成熟や孤独について、向き合う機会を持つことが必要かもしれません。

日本人は個人主義か、集団主義か

各国の性質を説明するとき、個人が集団に統合されているかどうかで、個人主義、集団主義と分類することがあります。

個人主義社会では、個人の達成や権利に重点が置かれ、個人や家族の権利を主張し、仲間を選択します。集団主義社会は、大きな組織に属していることで、自分自身が社会的に認知されているという安心感を得て忠実であり、個人の業績よりも人間関係を大切にします。

アメリカの文化人類学者、R・ベネディクトは、欧米の個人主義文化を〈罪の文化 guilt culture〉、日本の集団主義文化を〈恥の文化 shame culture〉だと指摘しています。

ここでもう一つグラフを見て頂きたいと思います。これは、「先進諸国における社会的孤立の状況」を表しています。「社会的孤立」とは、家族以外の他者とのつながりや交流がどれくらいあるかということです。

グラフを見てみると、個人主義的な傾向の国であるオランダ、アメリカ、デンマークなどの国は社会的孤立度が低く、グラフの左側に集まっています。反対に、日本やメキシコ、ポルトガル、イタリアなど南ヨーロッパの集団主義的な傾向のある国々は社会的孤立度が高く、右側に集まっています。

京都大学こころの未来研究センターの広井良典教授は、このグラフから興味深い指摘をしています。

「これは考えてみれば、個人主義的とされている国のほうが、家族や集団を超えた個人のつながりが持ちやすく、逆に家族主義的な国は、一歩間違えると家族や特定

先進諸国における社会的孤立の状況

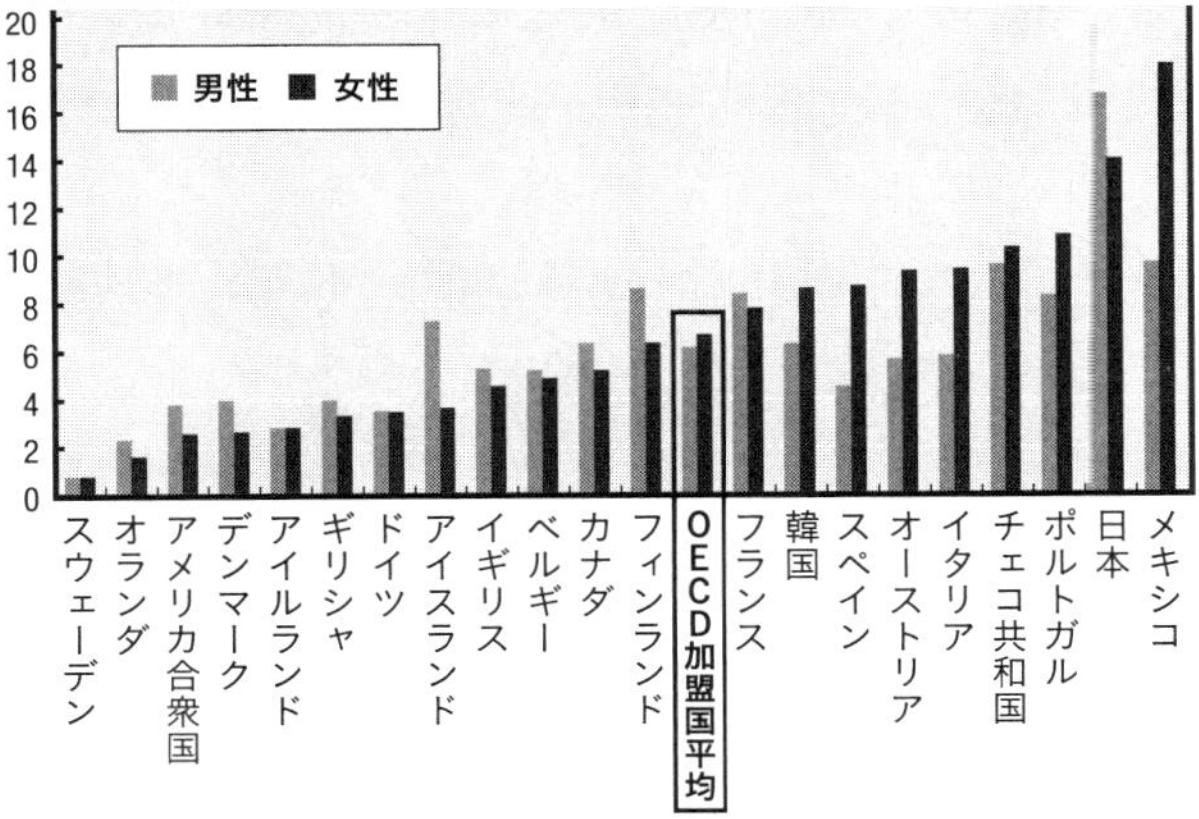

出典：Social Isolation / OECD (2005)

の集団の中に閉じてしまい、それを超えたつながりが希薄になってしまうという状況があると思います」

つまり私たち日本人は、「うちの人」ばかりを信頼して自分の周りを固め、「そとの人」は信じずに、できるだけ関わらないようにすることを繰り返してきたのでしょう。

また、私たちは「うちの人」の指示を仰いで生きていたほうが楽なのです。むずかしいことを考えなくてもいいし、失敗の責任をとらなくてもよいからです。

「和を以て貴しとなす」という聖徳太子の言葉のとおり、そのシステムは確かに長い間、安心・安全な環境をつくってくれました。でもそれは結果的に、多様性を受け入れず、個性も発揮することなく、自分を集団の中で抑圧してしまい、空気を読むことばかり覚えてしまう国民性をつくってしまったのです。

今では、既に多くの人が実感しているとおり、日本国内に限らず、世界中の社会環境や価値観はすさまじいスピードで変化しています。もう過去の成功体験や安定志向は通用しないのです。

つまり、この急激な変化に順応しつつ、孤立することなく幸福感が高い老後を迎えるには、頑なに変化を嫌う今の自分をなんとかして変えていくしかないのです。

変化に必死で抵抗する自分を乗り越える

高齢者が昔話をするとき、「あの頃はいい時代だった」とか「昔は良かった」など、やたらと美化することがよくあります。イギリスのハートフォードシャー大学、S・シュラグマン博士は、老人の嫌な過去の記憶は消えて、良いことが残りやすいという研究結果を発表しています。

ほかならぬ私にもこの傾向はあるように感じています。苦しかったことでも、昔のことは良い思い出になっているのです。

どうして、このように昔の記憶は美化されやすいのでしょうか。

私たちが「変わりたい」といつも願いつつもいつまでも変わらないのは、人間の生命維持システムである「恒常性（ホメオスタシス）」というサイクルに沿うためであり、そこからの変化・逸脱を徹底的に避けるからであるということは先に述べました。

これはつまり、「変化すること」＝「死そのもの」だということです。それまでの自分を捨て去り、それまでの自分を否定することは、自分の死を受け入れることと同じなのです。

精神科医、心理学者のアルフレッド・アドラーは、人は「変われない」のではなく、「変わらない選択をしている」と述べています。

実際に私たちは、いくら不満があっても、自分から進んで「死」の道を選ぶ勇気はありません。「死」を避けるために、私たちは変化することをせず、その苦しみに耐えながらも、「これでいいんだ」と自分に言い聞かせ続けます。この考えに自分を納得させるための「これでいい」理由を新たに見つけるのです。

そうして、「昔は辛かったけど、これでいいんだ」と思うようになり、昔の辛い思い出は良い思い出に変換されていきます。

つまり、過去の多くのできごとの記憶から、「いま」に整合性のつくできごとを引っ張り出して意味をつけ、反するできごとは消去してしまうのです。

「今今と今という間に今ぞ無く 今という間に今ぞ過ぎ行く」

これは道歌という、仏教や心学の精神を詠んだ有名な教訓歌です。この歌に表されるように、「いま」は決して止まらず、この瞬間に駆け抜けていってしまいます。ゆえに、私たちの世界には「過去」は存在せず、「いま」というそれぞれ各人が意味づけた解釈があるだけなのです。

前出の「老年的超越（gerotranscendence）」という造語ですが、心理学者のジョウン・エリクソンはこれを、〝dence〟ではなく、あえて〝dance〟と変えて表現しました。

同様に、前出のアドラー心理学を世に広く知らしめた書籍『嫌われる勇気』のなかでも、「人生は、いま、この瞬間をダンスするように生きる、連続する刹那である。ダンスを踊っている『いま、ここ』が充実していればそれでよく、踊ることそれ自体が目的であり、ダンスしている過程そのものが結果となる」と述べています。

つまり、喪失や死の恐怖を乗り越える大きな跳躍は、「いま、ここ」を踊り続けることで達成できるということなのです。

不安なき100年人生のために……

華麗なる加齢の極意25

からだ編

①健康診断に頼りすぎず、医療に任せすぎないようにしよう
②添加物や保存料などが入っている食品を避けよう
③炭水化物（糖質）の摂取をなるべく控え、体内の糖化を抑えよう
④グルテン（パンやパスタなど）の摂取を減らそう
⑤毎食、腹八分目をこころがけよう
⑥免疫力を高め、腸内細菌を大切にする食品を進んで食べよう
良質のたんぱく質（新鮮な魚介類、肉、卵、豆類）
オメガ3脂肪酸（魚油、亜麻仁油など）

抗酸化力のある緑黄色野菜、淡色野菜などは毎日たっぷりと
かんきつ類やベリー類
発酵食品（納豆、ヨーグルト、味噌など）
にんにく（アリシン）
紅茶や緑茶（Lテアニン）
きのこ類（βグルカン）
ナッツ、種子類
精製していない穀類
⑦具だくさんの温かいスープを手づくりして食べよう
⑧少々小太り体形でOK！　血中コレステロールも少し高めを維持しよう
⑨適度な運動をしよう。筋肉を使って体温を高めに保とう
⑩トイレや脱衣所を暖かくして、室内の温度変化を少なくしよう

こころ編

⑪好奇心を大切に。新しいことを学んだり、会話やおしゃれや趣味を楽しもう

⑫「ライス・ワーク」から「ライフ・ワーク」へシフトしよう（興味のあるボランティア活動や仕事をしながら、社会とのつながりを持とう）

⑬テレビ、インターネットやＳＮＳから離れる時間をつくろう

⑭つまずいたら、「ひとつの正解」を求めずに、「たくさんのアイデア」を出してみよう

⑮「迷走」しそうになったら、「瞑想」してみよう

⑯「他人が望む人生」ではなく「自分の人生」を生きよう

⑰「孤独」や「死」と向き合おう（孤独や死について書かれた本を読んでみよう）

⑱おひとりさまを楽しもう

⑲大きな声で笑おう

⑳悪習慣に戻りそうになったら、マインドフルネスの力を借りよう（衝動のままに行動をとるのではなく、自分の中で起こっている変化を客観的に注意深く観察しよう）

㉑からだもこころも、良い環境に身を置こう

㉒悪い結果であっても「不合格」ではなく「未合格」と考えよう

㉓現実を見つめ、対処不可能な問題にこだわるのを避け、今の自分にできることを考えよう

㉔問題に直面したら、「OODAループ」をまわそう

観察（Observe）⇓方向付け（Orient）⇓意思決定（Decide）⇓行動（Act）

㉕変化を恐れず、「いま、ここ」を充実させよう

●参考文献

・ヒトはサルのネオテニー／福岡伸一の生命浮遊／　ソーシャル＆エコ・マガジン　ソトコト／vol.91
・クワシオコアと腸内細菌／福岡伸一の生命浮遊／　ソーシャル＆エコ・マガジン　ソトコト／vol.125
・想像するちから　チンパンジーが教えてくれた人間の心／松沢哲郎／岩波書店／２０１１
・子どもっぽさが賢さのもと？／日経サイエンス／２００９年10月号
・飲んでもムダな薬リスト／鳥集徹／文藝春秋／２０１７年5月号
・長寿世界一　香港の食の秘密／文藝春秋／２０１７年5月号
・結婚しない男たち　増え続ける未婚男性「ソロ男」のリアル／荒川和久／ディスカヴァー携書／２０１５
・おひとりさま上等！〝没イチ〟という生き方／ＮＨＫクローズアップ現代＋／２０１７年6月13日(火) 放送
・百寿者の健康の秘密がわかった　人生１００年の習慣／ＮＨＫスペシャル取材班／講談社／２０１８
・Fecal microbiota transplantation produces sustained improvements in cognitive and clinical outcomes / ScienceDaily / 2018
https://www.sciencedaily.com/releases/2018/04/180414171634.htm
・遺伝子も腸の言いなり／藤田紘一郎／三五館／２０１３
・万病の元「炎症」を防ぐ食事と運動／笹井恵理子／文藝春秋／２０１８年5月号

・A simple way to break a bad habit / Judson Brewer / TEDMED / December 2015
・The power of believing that you can improve / Carol Dweck / TEDxNorrkoping / November 2014
・A unique adolescent response to reward prediction errors / Jessica R Cohen, Robert F Asarnow, Fred W Sabb, Robert M Bilder, Susan Y Bookheimer, Barbara J Knowlton & Russell A Poldrack / Nature Neuroscience 13, 669-671 (2010)
・【死生観に関する調査】〝成熟〟が感じられない高齢者。中年世代と大差ない姿勢、価値観。高齢期の幸福度向上に向け、次世代への啓蒙活動が必要／特定非営利活動法人「老いの工学研究所」／２０１５年４月20日
・〈こころ〉はどこから来て、どこへ行くのか／ポスト成長時代の「こころ」と社会構想／広井良典／岩波書店／２０１６
・A content analysis of involuntary autobiographical memories: Examining the positivity effect in old age / Simone et al: / Memory Vol 14, 2006. Pages 161-175
https://www.tandfonline.com/doi/abs/10.1080/09658210544000024
・嫌われる勇気 自己啓発の源流「アドラー」の教え／岸見 一郎、古賀 史健／ダイヤモンド社／２０１３
・LIFE DESIGN スタンフォード式　最高の人生設計／ビル・バーネット&デイヴ・エヴァンス 著、千葉敏生 訳／早川書房／２０１７
・米軍式 人を動かすマネジメント／田中 靖浩／日本経済新聞出版社／２０１６

人生１００年時代！
腸から始める加齢の極意
定年後の幸せは、腸とこころがつくる

著者　藤田紘一郎

２０１８年６月25日　初版発行

藤田紘一郎（ふじた・こういちろう）
１９３９年、旧満州生まれ。東京医科歯科大学卒業。東京大学医学系大学院修了、医学博士。金沢医科大学教授、長崎大学教授、東京医科歯科大学教授を経て、現在、東京医科歯科大学名誉教授。専門は、寄生虫学、熱帯医学、感染免疫学。１９８３年、寄生虫体内のアレルゲン発見で、小泉賞を受賞。２０００年、ヒトＡＴＬウイルス伝染経路などの研究で日本文化振興会・社会文化功労賞、国際文化栄誉賞を受賞。主な近著に、『脳はバカ、腸はかしこい』（三五館）、『腸をダメにする習慣、鍛える習慣』『人の命は腸が９割』『ヤセたければ、腸内「デブ菌」を減らしなさい！』『隠れ病は「腸もれ」を疑え！』（以上ワニブックス【ＰＬＵＳ】新書）などがある。

発行者　佐藤俊彦
発行所　株式会社ワニ・プラス
〒１５０－８４８２
東京都渋谷区恵比寿４－４－９　えびす大黒ビル７Ｆ
電話　０３－５４４９－２１７１（編集）
発売元　株式会社ワニブックス
〒１５０－８４８２
東京都渋谷区恵比寿４－４－９　えびす大黒ビル
電話　０３－５４４９－２７１１（代表）

装丁　橘田浩志（アティック）
　　　柏原宗績
ＤＴＰ　平林弘子
印刷・製本所　大日本印刷株式会社

ISBN 978-4-8470-6130-1
ワニブックスＨＰ　https://www.wani.co.jp